essentials

Essentials liefern aktuelles Wissen in konzentrierter Form. Die Essenz dessen, worauf es als „State-of-the-Art" in der gegenwärtigen Fachdiskussion oder in der Praxis ankommt. *Essentials* informieren schnell, unkompliziert und verständlich

- als Einführung in ein aktuelles Thema aus Ihrem Fachgebiet
- als Einstieg in ein für Sie noch unbekanntes Themenfeld
- als Einblick, um zum Thema mitreden zu können

Die Bücher in elektronischer und gedruckter Form bringen das Fachwissen von Springerautor*innen kompakt zur Darstellung. Sie sind besonders für die Nutzung als eBook auf Tablet-PCs, eBook-Readern und Smartphones geeignet. *Essentials* sind Wissensbausteine aus den Wirtschafts-, Sozial- und Geisteswissenschaften, aus Technik und Naturwissenschaften sowie aus Medizin, Psychologie und Gesundheitsberufen. Von renommierten Autor*innen aller Springer-Verlagsmarken.

Katharina Elisabeth Daniels ·
Jens Hollmann

Ärztliches Handeln im Spannungsfeld – Erlernte Hilflosigkeit

Im Korsett von Routinen und Ritualen – zwischen Resignation und Selbstermächtigung

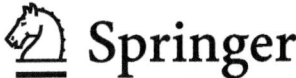 Springer

Katharina Elisabeth Daniels
Daniels Kommunikation
Falkensee, Deutschland

Jens Hollmann
medplus-kompetenz®
Sindelfingen, Deutschland

ISSN 2197-6708 ISSN 2197-6716 (electronic)
essentials
ISBN 978-3-662-72183-4 ISBN 978-3-662-72184-1 (eBook)
https://doi.org/10.1007/978-3-662-72184-1

Die Deutsche Nationalbibliothek verzeichnet diese Publikation in der Deutschen Nationalbibliografie; detaillierte bibliografische Daten sind im Internet über https://portal.dnb.de abrufbar.

Planung/Lektorat: Hinrich Kuester
Springer ist ein Imprint der eingetragenen Gesellschaft Springer-Verlag GmbH, DE und ist ein Teil von Springer Nature.
Die Anschrift der Gesellschaft ist: Heidelberger Platz 3, 14197 Berlin, Germany

Wenn Sie dieses Produkt entsorgen, geben Sie das Papier bitte zum Recycling.

Was Sie in diesem *essential* finden können

- Wissenschaftliche Herleitung des Begriffs der Erlernten Hilflosigkeit, und wie sich diese im ärztlichen Klinikalltag anhand von eingeschliffenen Routinen und Ritualen darstellt
- Welche Auswirkungen eine Industrialisierte Medizin auf ärztliches Handeln hat und wie daraus Binnenlogiken entstehen
- Was das Korsett von Routinen und Ritualen für ärztliches (Selbst)-Bewusstsein bedeutet (Triple Bind)
- Bewältigungsstrategien individueller und organisationaler Natur, um erneut ärztliche Handlungsautonomie im eigenen und im organisationalen Interesse zu gewinnen

Vorwort

Nun halten Sie Bd. 2 unserer Essential Reihe „Ärzte im Spannungsfeld" in Händen. Im Bd. 1 haben wir das Phänomen der moralischen Verletzung bzw. des moralischen Verletztseins („Moral Injury") beleuchtet. Und haben Antworten gefunden auf die Frage: Wie passen solche seelischen Blessuren zum ärztlichen Berufsstand, der doch von einer, nicht nur selbst zugeschriebenen, Erhabenheit auch lebt. Einer Erhabenheit, die in hohem Maße im existentiellen Impetus dieses Berufsstandes wurzelt, nämlich der medizinischen „Macht" über das menschliche Leben als solches, darüber, ob Leben gerettet werden kann, etwa durch eine Operation, oder ob die ärztliche Kunst an ihre Grenzen gerät, und ein Mensch trotz aller Intervention stirbt.

Insbesondere mit Blick auf die „Erhabenheit" stellt sich die Frage genauso dringlich, wenn nicht sogar noch eindringlicher, wie dazu „Hilflosigkeit" passen soll. Eine hilflose Ärztin, ein hilfloser Arzt? Im Kontext der Grenzen ärztlicher Heilkunst ist dies vorstellbar, nachvollziehbar.

In Bd. 2 adressieren wir selbstgestaltet-verinnerlichte Zwänge, Routinen und Rituale, im organisationalen Kontext Klinik. Und stellen Ihnen Auswege, Lösungen und Zukunftsszenarien vor – sowohl individueller als auch organisatorischer Natur, um von der Resignation (eingezwängt in das Korsett) zur Selbstermächtigung und Selbstwirksamkeit (sich aus dem Korsett befreien) zu gelangen.

In Kap. 1 untersuchen wir die „Erlernte" Hilflosigkeit. Wir stellen den wissenschaftlichen Hintergrund des begrifflichen Phänomens vor als auch die Revision des Duktus des „Erlernten" durch die Wissenschaftler selbst. Dabei vertiefen wir die Vielschichtigkeit von Routinen und Ritualen im Klinikkontext, die auch positive Aspekte bergen können.

In Kap. 2 analysieren wir Strukturen und Prozesse im Arbeitsumfeld Klinik, die eine sog. „Erlernte" Hilflosigkeit evozieren können. Ursache und Wirkung gehen hier ineinander über. So können beispielsweise organisatorische Vorgaben, wie die Zuordnung zu einer Abteilung, in sog. Binnenlogiken münden, also in Perspektiven und Denkschemata, wie Abläufe sich gestalten sollten.

In Kap. 3 geht es um das subjektiv-persönliche Erleben und Handeln in der inter- und intraprofessionellen Interaktion wie auch in der subjektiven Wahrnehmung der Patientenklientel. Aus intrapersonellen Zwängen, also einem Verhalten, das dem Individuum im Tun selbst widerstrebt, entsteht Scham: Die Scham darüber, sich nicht zu widersetzen, den vermeintlich leichteren Weg der Anpassung zu wählen.

In Kap. 4 zeigen wir dann auf, wie es durch Mut und Initiativkraft, Innovationsfreude, Netzwerkwilligkeit und Transparenz gelingen kann, aus selbstgeschaffenen Zwängen auszubrechen – für eine zukunftsweisende Entwicklung der Individuen sowie- der Organisation Klinik selbst.

In diesem Essential, Bd. 2 haben wir uns für einen inhaltlichen Mehrwert entschieden, der in Schilderungen unserer Gesprächspartnerinnen und -partner – exklusiv für dieses Essential – ihres Erlebens und Gestaltens im Klinikkontext begründet ist.

Dafür haben wir intensive Gespräche mit Menschen aus Ärzteschaft und Administration geführt, die „Wahrnehmungen, Reflexionen, Visionen" erläutern – wie sie selbst Momente von Hilflosigkeit erlebt haben, welche Lösungswege sie gefunden haben, um der Resignation zu trotzen, und (erneut) zur Selbstermächtigung zu gelangen.

Der Greifbarkeit halber haben wir unsere Gesprächspartnerinnen und – partner „typologisiert", entsprechend ihren individuellen Ansätzen für Wege „raus aus dem Korsett".

Die Umsteigerin: Dr. med. Ulrike Engelmayer hat sich nach Jahren als Assistenz- und Fachärztin an verschiedenen Kliniken, danach als Angestellte in verschiedenen Radiologie-Praxen für die Selbständigkeit entschieden. Sie ist heute Inhaberin des Radiologie Zentrum Schwabmünchen. Für sie war und ist dieser Weg zur ärztlichen Unternehmerin die Chance zur Selbststeuerung und Selbstermächtigung: *„Rückblickend kann ich sagen, dass ich raus wollte aus der Hilflosigkeit, die uns Angestellten im Gesundheitswesen durch die hierarchischen und patriarchalen Strukturen auferlegt ist. Unbewusst habe ich mir als zentrales Thema gesetzt, dass ich gestalten will. So ist meine heutige Position also durchaus den widrigen Umständen in den Kliniken und Praxen als Angestellte geschuldet".*

Der Berufene: Dr. med. Michael Schmidt ist dem Arbeitsort Klinik treugeblieben. Über Stationen an Universitätskliniken, u. a. als verantwortlicher Leitender Oberarzt in einem ausgegliederten Fachbereich der Uniklinik Heidelberg, ist er heute Chefarzt und stellvertretender Ärztlicher Direktor am Klinikum Bergzabern der Klinikgruppe Landau Südwest. Sein Antrieb, sein Haltepunkt in einer oft sehr fordernden Position ist bis heute der direkte Kontakt mit dem Patienten: *„Ich habe in meinem kleinen Rahmen noch die Chance, den Kontakt zu den Patienten zu haben; das ist das Erbaulichste überhaupt, das ist Ressource, Lebenselixier; ich erhole mich geradezu in Gesprächen mit Patienten".*

Der Suchende und Ermöglicher: David-Ruben Thies, Diplom-Kaufmann und über viele Jahre seiner Laufbahn überregional gewerkschaftlich engagiert, ist seit 2008 Geschäftsführer der Waldkliniken Eisenberg in Thüringen. In dieser Funktion hat er das Haus mit Blick auf die Beziehung Krankenhaus-Patient neu aufgestellt, mit der Klinik als „Hotel-Konzept". Im organisationalen Kontext hat unter seiner Ägide die Selbstorganisation der Beschäftigten einen hohen Stellenwert: *„Unser ‚Zentrales Ressourcen – und Kapazitätsmanagement' können alle Beschäftigten über eine App einsehen. Die Personaleinteilung vor Ort machen dann die Mitarbeitenden selbst, nicht die Chefs. Das ist das Prinzip der Selbstwirksamkeit."*

Die Brückenbauer: Prof. Dr. med. Hans-Georg Palm, Direktor des Zentrums für Orthopädie und Unfallchirurgie und Karin Burtscher, Leiterin Personalwesen, beide am Klinikum Ingolstadt, überwinden interprofessionelle (vermeintliche) Grenzen durch eine agil gestaltete interne Kooperation in der Personalplanung, der Digitalisierung und der Führungskräfteentwicklung. Etliche Projekte, die auf Basis dieser Transparenzkommunikation laufen, dienen auch anderen Fachkliniken des Hauses als beispielhaft und umsetzbar. Chefarzt Palm ist überzeugt: *„Insbesondere das Zentrum für Orthopädie und Unfallchirurgie ist sehr komplex, vom Personaltableau bis zu fachlich divergierenden Komponenten der Chirurgie. Wenn Neuerungen hier laufen, dann läuft es auch in einem ganz großen Teil des Klinikums".* Personalchefin Burtscher verficht das Prinzip der Durchlässigkeit: *„Das ist für mich das Entscheidende, dass wir gemeinsam mit den Ärzten den Klinikalltag zukunftsfähig gestalten. Das bedeutet Entlastung, hoffentlich, für die Ärzte, aber auch im Bereich der Verwaltung. Beide Seiten gewinnen Zeit."*

Noch ein Hinweis zur hier gewählten Aufbereitung dieser Gespräche, die den herkömmlichen Pfad des Interviews in Gestalt von Frage und Antwort verlässt: Wir integrieren die „Wahrnehmungen, Reflexionen und Visionen" der Interviewten jeweils kapitelspezifisch: Die Aussagen finden Sie in Gestalt herausgehobener Erzählformate aus der jeweiligen Perspektive der Interviewten.

Wir haben aus diesen Gesprächen einiges an Vorannahmen bestätigt gefunden, vor allem aber Vieles neu entdeckt an Perspektiven und Möglichkeiten für Freiräume und Selbstermächtigung.

Wir freuen uns, wenn auch Ihnen als Leserin und Leser unsere Überlegungen und die Gestaltungswege der Interviewten zur Inspiration dienen: Um Ihre Klinik als einen Arbeitsort zu gestalten, den Sie mit Freude aufsuchen und mit einem guten Gefühl am jeweiligen Arbeitstag verlassen – insbesondere auch hinsichtlich Ihrer genuin ärztlichen Verpflichtung der Patientenversorgung.

Katharina Elisabeth Daniels
Jens Hollmann

Inhaltsverzeichnis

„Erlernte" Hilflosigkeit in aktueller Lesart (wissenschaftliche Ursprünge und Forschungsstand, Semantik von Routinen und Ritualen)

In den frühen 60ern testeten der Lehrstuhlinhaber und Psychologe Richard Salomon und seine Studenten an der Universität von Pennsylvania die Reaktion von Hunden auf Stresserlebnisse; ihr Forschungsziel: Können die Hunde lernen, stressauslösende Ereignisse zu vermeiden? Das Studienteam platzierte die Hunde in Hängematten, aus denen die Tiere sich nicht befreien konnten und verabreichten ihnen dann mehrere milde Elektroschocks in die Hinterpfoten, die jeweils von einem bestimmten Ton angekündigt wurden. 24 h später wurden die Hunde in Zwei-Kammer-Käfige (Shuttle-Boxen) gesetzt. Die Hunde konnten von einer Kammer in die andere wechseln, indem sie eine niedrige Barriere übersprangen. In einer Box ertönte dann wieder der Ton, der die milden Elektroschocks ankündigte; das Forschungsteam erwartete, dass die Hunde sich dem Schmerzerleben durch den Sprung in die andere Box entziehen würden (sog. Vermeidungslernen). Zum Erstaunen aller aber geschah genau dies nicht. Die Hunde blieben in der angestammten Box und warteten passiv auf den Elektroschock.

Als der damalige Psychologiestudent Martin E. P. Seligman an die Universität von Pennsylvania kam, versuchte er das Phänomen zu verstehen und publizierte es 1967 als „Erlernte Hilflosigkeit" (Learned Helplessness). Auf menschliches Verhalten bezogen, beschrieb Seligman die sog. „Erlernte" Hilflosigkeit als Reaktion auf wiederholte Misserfolge oder nicht steuerbare Situationen – der Mensch fühlt sich ausgeliefert, hat das Gefühl, Anforderungen nicht gewachsen zu sein, reagiert hilflos, passiv, regelrecht reglos – und überträgt dieses Gefühl der Hilflosigkeit auch auf künftige Szenarien ähnlicher Art.

K. E. Daniels und J. Hollmann, *Ärztliches Handeln im Spannungsfeld – Erlernte Hilflosigkeit*, essentials, https://doi.org/10.1007/978-3-662-72184-1_1

1.1   Neurobiologische Revision des „Erlernten"

Wir wählen hier die Bezeichnung als „sog. Erlernte Hilflosigkeit", weil über 50 Jahre nach seiner Erstpublikation Seligman selbst diese Begrifflichkeit in Teilen revidiert hat, genauer die Zuordnung der aus einem nervlichen Schock erwachsenen Hilflosigkeit als „Lernprozess". Gemeinsam mit Steven F. Mayer [1] erklärte Seligman (auf Basis neuerer neurobiologischer Forschung) diese Reaktion als ein hormonell gesteuertes Geschehen, hier maßgeblich durch das Hormon Serotonin. Ein Verhalten, das in den Kontext der Ur-Impulse bei Gefahr gehört: Kämpfen, Fliehen, Totstellen. Der Lernprozess beginne erst mit der Überwindung dieser Impulse, so die Autoren.

Passivity in response to shock is not learned. It is the default, unlearned response to prolonged aversive events and it is mediated by the serotonergic activity of the dorsal raphe nucleus, which in turn inhibits escape. This passivity can be overcome by learning control, with the activity of the medial prefrontal cortex, which subserves the detection of control leading to the automatic inhibition of the dorsal raphe nucleus. (Mayer, Seligman 2016)

Ungeachtet der neurobiologischen Korrektur hat sich der Begriff der „erlernten Hilflosigkeit" umgangssprachlich etabliert. Das ist auch plausibel: Denn er bietet eine Erklärung für die damit einhergehenden Verhaltensweisen und -muster (oft vermeintlicher) Hilflosigkeit in oder gegenüber Situationen, die wir alltäglich beobachten – und das in vielen Facetten. Sie kann sich in den Gegensatzpaaren aktiv-passiv, individuell-kollektiv, subjektiv-objektiv sowie auch konditioniert-willentlich (unbewusst-bewusst) äußern. Alles sind Erscheinungsformen der echten oder vermeintlichen Hilflosigkeit. Das Entscheidende dabei: Ihre Erscheinungsformen manifestieren sich meist gar nicht in einzelnen Situationen, sondern spiegeln sich in generalisierten Routinen und Ritualen. Deshalb haben wir den ursprünglichen Begriff als „Verständnis-Anker" beibehalten und auf Routinen und Rituale präzisiert.

Was haben nun ärztlicher Beruf und Hilflosigkeit miteinander zu tun? Ist das nicht ein Gegensatz in sich, fast schon absurd? Von der Ausbildung und dem Grad der Selbstbestimmung her ist der ärztliche Berufsstand der Prototyp eines heroischen Akteurs. Erweitert durch innovative medizinische Behandlungsansätze kann er Leben maßgeblich verlängern, also im Grenzfall über Leben und Tod des Patienten „Macht" ausüben. Will Hilflosigkeit zu diesem Selbst- und Fremdbild von Ärztinnen und Ärzten passen?

Oder ist es längst überfällig, dass der ärztliche Berufsstand sich der durchaus auch unangenehmen Erkenntnis stellen sollte, dass es mehr als genug Situationen im Klinikalltag gibt, in denen ein Arzt nicht mehr „Herr des Geschehens" ist, in denen die Dinge und Kontexte ihn vor sich hertreiben, nicht umgekehrt, in denen er lediglich „stumpf" re-agiert (und sich zudem noch der Erkenntnis verschließt, dass es Alternativen gibt?), statt selbstbewusst zu agieren und zu bestimmen?

Routinierte Demotivationstatorte
Schauen wir uns exemplarisch ein Szenario an: Es ist wieder einmal Dienstagvormittag, und wie jeden Dienstag in dieser Klinikabteilung Sprechstunde für externe Patienten. Wie immer ist das Wartezimmer übervoll, die Sprechstundenhilfen und MFA sind überlastet, die Patientinnen genervt, bis hin zu Aggressivität gegenüber dem Rezeptionspersonal. Dennoch bleibt es bei der gewohnten Einbestellung externer Patienten zu genau diesem Termin, weil das interne Kliniksystem für diese Abteilung den Dienstagvormittag als festgesetzt für externe Patientensprechstunden vorsieht. Für andere Abteilungen sind andere Zeiträume gesetzt. Eine Neuregelung, etwa eine Verteilung der Patientenströme auf zwei Vormittage würde helfen – aber das gesamte System ins Wanken bringen. Neuerliche Abstimmungsprozesse aller Abteilungen untereinander wären erforderlich. Und das, nicht wahr, bedeutet noch mehr Aufwand, Nervenabrieb zulasten der genuinen ärztlichen Aufgabe – zumindest scheint es den Beteiligten in diesem Moment so. So arrangiert man sich lieber mit der Demotivation, als sich auf unbekanntes Gelände zu wagen.

Sagen wir es unverblümt: Indem die Akteure an der Situation nichts ändern, reagieren sie ähnlich hilflos wie die Hunde, die passiv-konditioniert auf den nächsten Elektroschock warten, statt das unangenehme Erlebnis durch den Sprung in die andere Kammer zu vermeiden. Die Defizite sind nicht zu leugnen, werden aber nicht behoben, aus Mangel an Zuversicht, dass dies möglich ist.

Die sich hier passiv äußernde, und ins kollektive gesteigerte, Hilflosigkeit kennen wir als das bekannte „Schulterzucken": So ist es nun mal, da können wir nichts dran ändern, oder in abgewandelter Form: das haben wir schon immer so gemacht. Eine Reaktion, die sich insbesondere in dem Empfinden zeigt, in diesen selbstgeschaffenen Routinen „gefangen" zu sein, in einem „Korsett" zu stecken und keine anderen Handlungsoptionen als die altbekannten zur Verfügung zu haben.

Ritualisierte Hilflosigkeits- und Machtbekundungen
Eine gesteigerte Erscheinungsform von Hilflosigkeit ist die individuell-aktivwillentliche Verweigerung, etwas zu ändern oder zu neu zu lernen. Etwa in Gestalt des Chefarztes traditioneller Prägung (s. Abschn. 4.1 Chefarztgeneration Schwarzwaldklinik), der Befunde (statt sie sofort digital ins KIS einzuspeisen) weiterhin dem Sekretariat diktiert, das diese dann digital erfassen muss. Ein Umweg, der Zeit kostet und wenig effizient ist.

Diese Spielart ritualisierter Hilflosigkeit wird unterfüttert durch einen falsch verstandenen ärztlichen Habitus des etwas nicht nötig Habens. Wozu soll ich mich mit diesen lästigen digitalen Werkzeugen auseinandersetzen? Das ist unter meiner Würde. Nichtkönnen wird bemäntelt mit Standesbewusstsein. Eigentlich simple individuelle Verhaltensweisen erweitern sich in ihrer Wirkungsmächtigkeit – denn die kleine „Affektiertheit" des Chefarztes „vom alten Schlag" erzeugt mindestens einen weiteren, wirklich „hilflosen" Akteur – die Sekretärin (auch heute noch sind Sekretariate fast vornehmlich weiblich besetzt) muss gestaltende Aufgaben für ein Diktat hintanstellen.

Wie es auch anders gehen kann, wie sich Rollenverständnisse, etwa von Chefärzten, entwickeln können, hin zu einer partizipativen Führungskultur, das zeigen wir in Kap. 4 auf, illustriert anhand von Erlebnissen und Selbstverständnis der Chefärzte Professor Dr. med. Hans-Georg Palm und Dr. med. Michael Schmidt.

1.2   Routinen und Rituale: Von der Bedeutung feiner Unterschiede

Routinen und Rituale erfordern eine differenzierte Betrachtung: Einerseits innerhalb des Routinebegriffs selbst, der zwischen entlastenden, stabilisierenden und lähmenden, potenziell regressiven Praktiken oszilliert; andererseits hinsichtlich der Unterscheidung zwischen prozessimmanenten Routinen und prozessüberhöhenden, oft extravertiert inszenierten Ritualen. Routinen zeichnen sich durch ein eher unbewusst-automatisiert-standardisiertes Verhalten (im Teamkontext durch Verhaltenscommitment) aus. Rituale sind willentlich gesteuerte Handlungen, die auch symbolisch-demonstrativen Charakter haben können – wie im Fall des Chefarztes, der sich digitalen Lösungen verweigert.

Zwei Gesichter von Routinen: Entlastend oder belastend
Routinen zeichnen sich durch eine wiederkehrende und regelmäßige Abfolge von Handlungen aus. Sie dienen generell dazu, den Alltag zu strukturieren – um zum Beispiel pünktlich am Arbeitsort zu erscheinen, muss ich den 7.15 Uhr-Bus nehmen. Das lässt sich als positive Routine definieren, die im Kopf Platz schafft für kreative Impulse.

> Eine Alltagsroutine ist immer auch eine bewusste Entscheidung. Wenn man mit ihr umzugehen weiß, gleicht sie einem exakt geeichten Mechanismus, der Zugang zu einer ganzen Bandbreite an begrenzten Ressourcen schafft: Zeit (die beschränkteste

aller Ressourcen), Willensstärke, Selbstdisziplin, Optimismus. Eine feste Routine lenkt geistige Energie in geregelte Bahnen und hält Stimmungsschwankungen fern. William James etwa ging davon aus, dass das der Mensch einen Teil seines Lebens auf Autopiloten stellen *will*. Indem er sich bestimmte Gewohnheiten aneigne, könne er „seinen Geist befreien, sodass er zu interessanteren Tätigkeiten aufsteigen möge." (Currey 2015) [2]

Im Klinikkontext ist die Visite ein klassisches Beispiel eines (von unterschiedlichen Auffassungen hinsichtlich Inhaltes und Rollenverteilungen abgesehen, s. Abschn. 2.3) positiv konnotierten Routineablaufs: Patientendokumentation sichten und überprüfen, Inaugenscheinnahme der Patientin und, falls erforderlich, vertiefende körperliche Untersuchung, gegebenenfalls Therapieanpassungen. Eine bewährte Routine, die durch ihren standardisierten Verlauf einen Anker im hektischen Klinikalltag bedeutet.

Noch stärker zeigt sich der Wert routinierter, allen selbstverständlichen, Abläufen im OP-Saal. Hier wird nicht erst Brainstorming betrieben, welche OP-Methode sinnvoll sein könnte, hier geht es um Minuten, manchmal um Sekunden. Die handelnden Akteure im OP-Saal, Ärzte, Pflegepersonal, Assistenzberufe, wissen, was zu tun ist; es ist klar, wer wem was anreicht, wer „das Sagen" hat; patientenseitig ist diese Routine die Basis für das Vertrauen, mit einem als Routinier bekannten Leitenden Arzt und seinem erfahrenen Team die OP gut zu überstehen.

> **Beispiel**
>
> Wahrnehmungen, Reflexionen, Visionen: Prof. Dr. med. Hans-Georg Palm – Die direktive OP-Führung
>
> „Dass ein Chefarzt – situationsbezogen – auch sehr direktiv führen muss, ist meines Erachtens kein Widerspruch zum „Servant Leadership"-Gedanken (s. hierzu Kap. 4). Gerade als Unfallchirurg muss ich im Schockraum oder OP-Saal innerhalb kurzer Zeit Entscheidungen treffen, die dann gemeinsam umgesetzt werden müssen. In der Regel kommen die Mitarbeitenden gut damit zurecht, im Gegenteil: Gerade unerfahrenere Kolleginnen und Kollegen sind in solchen Situationen dankbar, wenn man sie von der Entscheidungsfindung entlastet, ihnen Halt gibt und einen Weg aufweist."◄

Im vorliegenden Essential lenken wir den Fokus auf die Routinen, die Belastung statt Entlastung bedeuten; dazu zählt die vermeintlich nicht abänderbare Dienstagvormittagssprechstunde.

Die Symbolik des Rituals: Individuelle Inszenierungen
Im Unterschied zur Routine ist das Ritual eine symbolische Handlung mit besonderer Bedeutung oder Absicht und hoher Symbolwirkung. Das Ritual kann kulturelle, religiöse oder statusbezogene Hintergründe haben und dient häufig dazu, einen Moment zu markieren oder eine bestimmte Stimmung zu erzeugen. Beispielsweise kann das Glas edlen Cognacs nach einem anstrengenden Arbeitstag ein persönlich inszeniertes Ritual sein, welches zum Stressabbau eher nicht zu empfehlen ist.

Das Ritual wird aufgrund einer kulturell konnotierten Vereinbarung zelebriert – sei es im Unterlassen oder im Tun. Beim Chefarzt „alten Schlags" liegt das Unterlassen darin, dass er digitale Innovation nicht nutzt; das Tun besteht im Beharren auf das (an Symbolkraft verlierende) Sekretariatsdiktat. Paradoxerweise führt der habituelle „Stupor" letztlich zur Entwertung des ursprünglichen Habitus; nicht der „Erstarrte" ist der „Held", sondern der „Erneuerer" (s. Kap. 4); in der Realität ist diese Entwicklung eher ein inkrementeller, mehr noch ein Washout-Prozess, in dem das Altbekannte nur langsam „ausgewaschen" wird, ehe Strukturen und Prozesse sich in etwas Neues verwandeln.

Rituale funktionieren auch kollektiv. Im Klinik- und ärztlichen Kontext etwa weist die Visite ritualisierte Elemente auf. Der/die Leitende Arzt/Ärztin betritt vorangehend mit dem Team das Patientenzimmer, während Assistenzärzte, Studierende und andere Berufsgruppen folgen.

Routinen und Rituale durchbrechen: Einfallsreichtum gepaart mit Mut
Ob Routinen oder Rituale: Ein zentrales Moment erforderlicher Änderungen ist Einfallsreichtum, gepaart mit Mut.

Veränderung lebt von der Vorstellung, was und wie es besser sein könnte, und wie man dahin kommen könnte. Viele Prozesse scheitern an der Imaginationsarmut, Menschen bleiben oft lieber im defizitären Vertrauten als im nicht kalkulierbaren Besseren (unvorstellbar).

Veränderungen werden meist getragen von einzelnen Regelbrechern: eine als unausweichlich erlebte Hilflosigkeit wird überwunden durch zunächst singuläre Selbstermächtigung, einzelne Akteure werden zu Vorbildern, etwa in der Neuinterpretation von Rollen, im Überwinden von (vermeintlichen) Kommunikations- und Zuständigkeitsbarrieren, und im auf-den-Kopf-stellen hierarchischer Abläufe (s. Kap. 4).

Sollte im Einzelfall die Geduld für oft langwierige interne Veränderungsprozesse erschöpft sein, oder bei Verbleib in Klinikstrukturen sogar ein Verlust der Authentizität drohen, dann kann ein Umstieg in die Selbständigkeit die Lösung sein. Insbesondere, wenn das Ausüben der ärztlichen Tätigkeit ein Merkmal der eigenen Persönlichkeit ist. Diese Entscheidung hat Radiologin Engelmayer für sich getroffen, mit dem Mut, Ärztin und Unternehmerin zu sein, als alleinige Inhaberin Routinen und Rituale selbst zu definieren, sich Teams zusammenzustellen und eigenverantwortlich die Grenzen zwischen effizient-wirtschaftlichem Unternehmensdenken und ärztlichem Ethos immer wieder situationsbezogen selbst abzustecken.

Beispiel

Wahrnehmungen, Reflexionen, Visionen: Dr. med. Ulrike Engelmayer – Freiheit, Unabhängigkeit, Integrität

„Das zentrale Thema für meine Entscheidung, eine eigene Praxis führen zu wollen, war die Möglichkeit, in der Selbstständigkeit gestalten zu können. Für mich sind Freiheit, Unabhängigkeit und Integrität ganz starke Werte. Ich hatte immer das Gefühl, dass ich mich in der Selbständigkeit verwirklichen kann. Viele Kolleg*innen, die sich in Radiologie-Praxen niederlassen wollen, wollen raus aus diesem Korsett, in das sie die hierarchisch-patriarchalen Strukturen eines Krankenhauses pressen. Natürlich gibt es auch Nachteile in der Selbstständigkeit, denn man arbeitet selbst und ständig. Wir machen unsere 40 Wochenstunden Patientenversorgung plus mindestens 20 h Praxismanagement wie Personalführung, QM, Zuweiserpflege – und natürlich wirkt sich das aus auf die Vereinbarkeit von Beruf und Familie. Die Belastungen sind aber in Krankenhäusern mindestens genauso herausfordernd durch Bereitschaftsdienste, Schichten, Unplanbarkeit und Überstunden, z. B. wenn Notfälle reinkommen oder der Workload immer mehr zunimmt."◄

Ihre Überlegungen

Welche Assoziationen haben Sie spontan zum Begriff der Hilflosigkeit im Kontext Ihres ärztlichen Berufsalltags?
Welche Routinen erleben Sie in Ihrer Klinik als hilfreich, welche als lähmend?
Sind Ihnen Rituale im Klinikalltag bewusst, die Ihre Kollegen, Vorgesetzten oder Sie selbst zelebrieren?

Klinikrealität und organisationale Dynamiken als Spiegel Erlernter Hilflosigkeit (Ursachen und Wirkungen von industrialisierter Medizin bis zu Binnenlogiken)

2

Das „Korsett" von Routinen und Ritualen zeigt sich im Klinikalltag in vielerlei Gewand. Ursache und Wirkung individueller und kollektiver Hilflosigkeit aufgrund klinikspezifischer Strukturen, Prozesse und Handlungslogiken fließen ineinander über.

2.1 DRG-Zielvorgaben: Verzerrte Realität

Eine Ursache einer dem Wirtschaftlichkeitsgebot folgenden Hilflosigkeit bis hin zur Realitätsblindheit kann in Zielvorgaben zur Belegungshöhe der Abteilung liegen. Kennzahlen werden nicht angezweifelt, auch wenn sie jeder Alltagbeobachtung widersprechen.

> **Beispiel**
>
> Wahrnehmungen, Reflexionen, Visionen: Dr. med. Ulrike Engelmayer – Management-Kennzahlen contra Realität
>
> „Es war eine Mitarbeiterbesprechung in einer meiner Klinikstationen. Der Chef berichtete von der Chefarztkonferenz, dass die Geschäftsführung mit den Kennzahlen des ersten Quartals für die Radiologie zufrieden sei. Zwar hätten wir im Januar unsere Kennzahlen nicht erreicht, dafür aber im Februar übererfüllt, weswegen wir im März als Abteilung gut dastünden. Mir stieß sofort auf, wie realitätsfremd diese Zielvorgaben sind. In Bayern

K. E. Daniels und J. Hollmann, *Ärztliches Handeln im Spannungsfeld – Erlernte Hilflosigkeit*, essentials, https://doi.org/10.1007/978-3-662-72184-1_2

beginnt die „eigentliche" Arbeit erst nach den Feiertagen und Winterferien, also frühestens am 10. Januar. Vorher sind sowohl Patient*innen als auch Zuweiser*innen im Urlaub, was bedeutet, dass dem Krankenhaus in der ersten Januarhälfte die Patient*innen fehlen. Überspitzt gesagt: Soll ich am 2. Januar durch den Ort laufen und sagen, liebe Leute brecht euch bitte ein Bein oder lasst Euch an der Galle operieren, damit die Geschäftsführung unseres Krankenhauses zufrieden mit den Kennzahlen ist? Da spürte ich diese Abhängigkeit und Fremdbestimmtheit und merkte, dass ich innerlich immer mehr rebellierte. Spätestens da war mir klar, dass ich dieses Korsett nicht mein ganzes Berufsleben aushalten werde".◄

Die Abhängigkeit des ärztlichen Berufsstandes, speziell der Leitenden Ärzte, vom betriebswirtschaftlichen Impetus der DRG-Welt kann in hilflosen Zorn münden, wenn komplexe Ursachen der Wirschaftlichkeit eines Hauses alleinig dem ärztlichen Geschick zugeordnet werden, ihre Belegungen hochzufahren.

Beispiel

Wahrnehmungen, Reflexionen, Visionen: Dr. med. Michael Schmidt – Vom Verschieben von Verantwortung

„Ich sehe tiefe Gräben zwischen Verwaltung und Pflege als auch zwischen Verwaltung und Ärzten. Das ist eine große Bedrohung eigentlich jedes Betriebes. Viele Krankenhäuser sind in großen wirtschaftlichen Schwierigkeiten, Hintergrund ist die duale Finanzierung; die Krankenkassen zahlen den Betrieb, die Länder das Gebäude, und die Länder zahlen in der Regel nicht mehr als 60 % für bauliche Erfordernisse. Wo nimmst Du als Krankenhaus das Geld her? Aus dem laufenden Betrieb oder Du nimmst Schulden auf. Das ist fatal, Du nimmst Geld aus dem System raus, was Du eigentlich brauchst, um Beschäftigte zu bezahlen; das ist Mängelverwaltung; die Hoffnung für die Zukunft ist dann, die Einnahmen aus der medizinischen Versorgung zu generieren. Zum kommunikativen Stillstand kommt es dann, wenn eine Geschäftsführung für den Mangel allein die Chefärzte verantwortlich macht, weil sie nicht ihre Belegungen hochgefahren haben."◄

2.2 Clinical Pathways: Im Korsett der industrialisierten Medizin

Der Zweck einer Klinik ist die medizinische Daseinsvorsorge und die Behandlung von Patienten. Im Zuge von DRG entstand das Postulat optimierter Behandlungsverläufe durch Standardisierung, der sog. Clinical Pathways. Diese ähneln Produktionsprozessen in der Industrie, um höchste Effizienz und möglichst geringe Behandlungszeiten zu erreichen. Eine Entwicklung, die sowohl Einfluss auf die Zeitsouveränität der behandelnden Ärzteschaft hat als auch auf die professionelle Selbstbestimmung.

Die einzelne Ärztin bzw. der einzelne Arzt ist getrieben von Taktungen. Eine Balance von Beruf und Privatleben ist deutlich erschwert, Lebensstil- und Arbeitszeitvorstellung reiben sich an 24 h Patientenverfügbarkeit, es gibt kaum Zeitsouveränität.

Fachlich kann eine effizienzgetriebene Medizin in Widerspruch geraten mit dem ärztlichen Urteil, was wann erforderlich ist in der Behandlung eines Patienten.

Beispiel

Wahrnehmungen, Reflexionen, Visionen: Dr. med. Ulrike Engelmayer – Jung oder Alt im MRT

„Betriebswirte verstehen nicht, warum das Arztgespräch mit einem Krebspatienten oder die MRT-Untersuchung einer 90jährigen schmerzgeplagten älteren Frau länger dauert als die von jungen Menschen mit einer harmlosen Sportverletzung. Aus betriebswirtschaftlicher Sicht sind es einzelne Patient*innen, für die genauso viel kalkuliert wird wie für den jungen Sportler, der ins MRT hüpft und genauso mobil wieder rauskommt. Man kann es so ausdrücken: Die Realität wird den betriebswirtschaftlichen Aspekten untergeordnet. Bei Freiberufler*innen können Betriebswirte in die klinischen Entscheidungen zwar nicht reinreden, aber mit ihren Controlling-Zahlen üben sie Einfluss und Druck aus. Natürlich muss ich mein medizinisches Handeln auch nach betriebswirtschaftlichen Aspekten ausrichten, gerade als Niedergelassene, aber als Ärztin treffe ich andere Entscheidungen als ein Betriebswirt. Ich bin Ärztin geworden, weil ich Menschen behandeln will und zu ihrer Heilung beitragen möchte. Ein Betriebswirt ist ein Kaufmann, dessen Ziel es ist, eine Ware zu kaufen und zu verkaufen. Das ist ein komplett anderes Mindset. In Kliniken oder auch in Investoren-Praxen kann die Betriebswirtschaft so eine Macht kriegen, dass sie letztlich die Ausrichtung der Medizin beeinflussen kann. Dem möchte ich mich nicht unterordnen. Manche Entscheidungen treffe ich anders, als sie vielleicht ein Betriebswirt treffen würde, wie z. B. bei der o. g. älteren Dame oder dem Krebspatienten, für die ich mir mehr Zeit nehme."◄

2.3   Binnenlogiken: Ritualisierte Wahrnehmungen

Vorgezeichnete Behandlungspfade fördern sog. Binnenlogiken: jeweils unterschiedliche Wahrnehmungen von Zuständigkeit, fachlicher Profession und Abläufen. Je (vermeintlich) zwingender eine spezifische Sichtweise und daraus resultierend ein schematisiertes Verhalten sind, desto größer die Hilflosigkeit, daraus auszubrechen. Objektive Standardisierung mündet in subjektive Erstarrung.

Organisational ursächlich für Binnenlogiken ist die Zugehörigkeit zur Abteilung, Gleiches gilt für Funktionen hierarchischer Natur, die mit dem Aufgabenzuschnitt korrelieren. Einzig die Zugehörigkeit zu einer Gruppe ist nicht durch externe Strukturen bedingt, sondern freiwilliger Natur. Das kann eine feste Kantinenrunde sein, in der sich verschiedene Professionen mischen, etwa IT, Rechtsabteilung, ärztlicher Berufsstand. Der informelle Austausch kann bereits Teil von Lösungen sein (s. Kap. 4).

Visite: Exemplarisch für diverse Perspektiven
Wir sprechen hier von vorgegebenen Zuordnungen und den Wirkungen, die daraus entstehen können. Jede Berufsgruppe hat ihre eigene Binnenlogik, etwa, wann eine Visite zeitlich am sinnvollsten ist und wie sich der Ablauf gestalten sollte. Das korrespondiert mit Tagesrhythmen, aber auch mit den jeweils berufsimmanenten Vorstellungen von Autonomie und Notwendigkeiten. Zu knirschen beginnt es dann, wenn Binnenlogiken sich widersprechen, zugleich aber die Berufsgruppen in ihrer Berufsausübung voneinander abhängig sind. Divergierende Sichtweisen etwa zwischen Ärzteschaft und Pflege können etliche Aspekte umfassen und werden bei der Visite besonders deutlich:

- die Wahrnehmung des Patienten,
- ökonomische Vorgaben und deren Sinnhaftigkeit,
- Zeitressourcen
- sowie das Maß an Abweichungen von standardisierten Verläufen.

Die Verantwortung für den Zeitpunkt und den strukturierten Ablauf der Visite liegt im Regelfall beim diensthabenden Chefarzt oder Oberarzt – zwar in der Regel an organisatorischen Rahmenbedingungen orientiert. Dennoch kann es bei der Pflege zu Unmut führen, wenn die Entscheidung, wann und wie die Visite stattfinden soll, ärztlicherseits bestimmt wird. Werden dann noch wichtige fachliche Entscheidungen ohne ausreichende Einbeziehung pflegerischer Erfahrungen und Bedürfnisse getroffen, wächst das Empfinden, dass die pflegerische Perspektive nicht als gleichwertig anerkannt wird. Eine mögliche Folge: Frustration bis hin zur Abschottung oder gar latenter Feindseligkeit, wie sie Chefarzt Schmidt seitens einiger Pflegedienstleitungen wahrnimmt.

Beispiel

Wahrnehmungen, Reflexionen, Visionen: Dr. med. Michael Schmidt – Ritualisierte Gegnerschaft

„Wo und wie kann man in der Klinik am eigenen Enthusiasmus scheitern? Man scheitert dann, wenn den unterschiedlichen Berufsgruppen das gemeinsame Ziel, nämlich die adäquate Patientenversorgung abhanden gerät, wenn die Zieldefinition zwischen den einzelnen Playern nicht mehr klar ist. Vor allem Ärzte und Pflege neigen dazu, ihren Berufsstand abzuschotten. Besonders kritisch sehe ich dabei manche Pflegedienstleitungen (PDL). Wollen sie überhaupt eine Zusammenarbeit mit Ärzten? Das ist so ein Thema gestörter Kommunikation; gerade bei PDL gibt es schwierige Personen, denen nicht bewusst zu sein scheint, in welche schwierige Lage sie ihre Mitarbeiter bringen, die von ihren Vorgesetzten darauf eingestimmt werden, dass die Ärzte die wahren Gegner seien."◄

Umgekehrt beobachtet Geschäftsführer Thies Vorbehalte seitens der Ärzteschaft gegenüber pflegerischer Kompetenz im Managementbereich. Auch das eine Binnenlogik, dass nur Ärzte ärztliche Kompetenz beurteilen könnten. Ermöglicher Thies sieht das anders: Die unter seiner Ägide entwickelte Personalbedarfsplanung hinsichtlich des voraussichtlichen Patientenaufkommens bedeute Entlastung für beide Berufsgruppen: Pflege und Ärzteschaft.

Beispiel

Wahrnehmungen, Reflexionen, Visionen: David-Ruben Thies – Ritualisierter Habitus

„Wir haben ein „Zentrales Ressourcen – und Kapazitätsmanagement", um bedarfsgerecht Fachpersonal einplanen zu können. Indem wir seit Jahren sehr genau beobachten, wie sich klinische Aufenthalte darstellen, können wir vorausschauend sagen, was wohl im nächsten Jahr um diese Zeit passieren wird. Wenn klar ist, wir werden im Februar eine Krankheitsquote von 18 % haben, dann wird 18 % zusätzliches Personal eingeplant, einfach on top. Umgekehrt können wir, etwa bei Brückentagen, den Personalbestand vorausschauend runterfahren. Wir müssen niemanden mehr aus dem Urlaub, aus dem Frei, aus dem Wochenende herausholen. Für die Auslastungsprognosen ist eine zentrale Dienstplanerin zuständig, über alle Berufsgruppen hinweg. Die Datenerfassung und Auswertung geschehen auf digitalem Weg. Es gibt nur ein Problem: Die zentrale Dienstplanerin ist eine Pflegefachkraft und kein Arzt. Und da sind manche Ärzte der Meinung, speziell für ihre Profession sei nur ein Arzt in der Lage, den Personaleinsatz zu planen. Ich habe versucht, das klarzustellen: Ihr bestimmt doch selbst, wer aufgrund der Auslastungsprognosen in Eurem Zuständigkeitsbereich eingesetzt wird. Trotz dieser Klarstellung ist die Aufregung aber nicht ganz abgeklungen: Denn für den möglichen Fall, dass jemand über die ärztlich-personelle Besetzung entscheiden müsste, der nicht in dieser Abteilung arbeitet, wäre das dann eben die Dienstplanerin. Und hier ist immer noch das Verständnis vorherrschend, nur ein Arzt könne Ärzte und deren Tätigkeit beurteilen."◄

2.4 Weiterbildung, Gender & Co.: Ritualisierte Einstellungen

Der „Tatort" ritualisierter Abhängigkeiten findet sein Spiegelbild im ärztlichen Weiterbildungssektor. Weiterbildungsassistenten müssen ihre Kataloge erfüllen und der oder die Weiterbildende muss die Facharztreife attestieren, sonst ist der Weg zum Facharzt verschlossen. Geschäftsführer Thies sieht hier auch das Verschweigen dieser Abhängigkeit als kritisches Moment:

Beispiel

Wahrnehmungen, Reflexionen, Visionen: David-Ruben Thies – Unter dem Radar

„Ich beobachte eine Erpressbarkeit im ärztlichen Berufsstand; da kann es sein, dass ein Chefarzt oder eine Chefärztin zum Assistenzarzt sagt: Du machst den Dienst vom Oberarzt, sonst kriegst Du keine Weiterbildungspunkte. So entsteht eine Atmosphäre der Angst, die niemand öffentlich zugibt."◄

Mit dieser Einschätzung ungesunder Abhängigkeiten steht CEO Thies nicht allein da. Auch Klinikdirektor Palm spricht die Weiterbildungskonstellation an, und ergänzt dies noch um den Tatbestand, dass nicht alle Kliniken die volle Weiterbildungsbefugnis haben, was den Druck auf die Weiterzubildenden noch erhöht. In seiner Klinik hat er bereits Lösungsszenarien eingeführt, um für Assistenzärztinnen und Assistenzärzte komfortablere Bedingungen zu schaffen.

Beispiel

Wahrnehmungen, Reflexionen, Visionen: Prof. Dr. med. Hans-Georg Palm – Über Abhängigkeiten

„Ritualisiertes Denken ist ein essenzielles Themengebiet. Es gibt kaum eine Berufsgruppe, die in einem solchen Abhängigkeitsverhältnis zueinander-steht wie die Weiterbildungsassistenten und der Chefarzt. Das ist bedingt durch die Weiterbildungsbefugnis, die ja personenbezogen ist. Da ist der Assistent in einer klaren Abhängigkeit; erst am Ende der Weiterbildung ist der Assistent bzw. die Assistentin in der Lage, sich für die Facharztprüfung anzumelden. Man muss andererseits aber auch Sorge tragen, dass die Assistenten entsprechend qualifiziert werden, um am Ende die Unterlagen für die Prüfung einreichen zu dürfen. Nicht alle Ärzte haben aber die gleiche Weiterbildungsbefugnis. Ich habe in meiner Klinik das große Glück, dass ich die volle Weiterbildungsbefugnis habe erhalten können. Hierfür hatte ich mich aber auch ziemlich im Beantragungsprozess eingesetzt, in dem Bewusstsein, dass das für meine Assistenten essenziell ist. Hat eine Klinik nicht die volle Weiterbildungsbefugnis, müssen die betroffenen Assistenten die Klinik wechseln."◄

Die „Gläserne Decke": Wenn Karriere und „Gender" im Widerspruch sind
Verschärft bilden sich Abhängigkeiten ab, wenn weibliche Berufskarrieren durch
das Geschlecht erschwert werden – ein Phänomen, das 1978 erstmals als „gläserne
Decke" (glass ceiling) benannt wurde: Die Beraterin Marilyn Loden prägte diesen
Begriff für die unsichtbaren Barrieren, an denen qualifizierte Frauen scheitern. 1986
fand der Duktus mediale Verbreitung durch einen Beitrag im Wall Street Journal:
„The Glass-Ceiling Effect". 1991 richtete das US-Arbeitsministerium eine „Glass
Ceiling Commission" ein – der Ausdruck war damit institutionell verankert [3].

Zwar werden ärztliche Berufskarrieren von Frauen zwischenzeitlich an vielen
Kliniken gezielt gefördert, dennoch gibt es immer noch ausreichend Belege für
Hindernisse, auf die Ärztinnen stoßen. Etwa, dass ihnen ein konsequentes Verfolgen
ihrer Karriere nicht zugetraut wird, weil sie Familie gründen könnten oder schon
gegründet haben.

Radiologin Engelmayer hat in ihrer Karriere mehrfach Diskriminierung erfah-
ren, weil sie eine Frau ist, sowohl bei Bewerbungen als auch durch ausbleibende
Beförderungen – und die Frage ist naheliegend, ob ähnliche Reaktionen hinsichtlich des beruflichen Spektrums respektive dem fachlichen Anspruch auch bei einem
männlichen Kollegen mit Nachwuchs erfolgt wären. Für Engelmayer bestand der
Ausweg aus dieser erzwungenen Hilflosigkeit im Wechsel in die Niederlassung, in
der sie sich selbst und ihren (weiblichen) Angestellten eine bessere Vereinbarkeit
von Beruf und Familie ermöglichen will.

Beispiel

Wahrnehmungen, Reflexionen, Visionen: Dr. med. Ulrike Engelmayer – Der
„Mama-Stempel"

„Spätestens ab dem Zeitpunkt der Facharztanerkennung hatte ich den
Mama-Stempel auf der Stirn. Praktisch hieß das für mich das Dauer-
Abonnement für den Sonographie-Arbeitsplatz. Am Ende meiner Tätigkeit
in diesem Krankenhaus habe ich etwa 4000 Sonos gemacht, wohingegen
meinen Assistenzarzt-Kollegen die Untersuchungszahlen für die Sonogra-
phie im Weiterbildungskatalog fehlten. Aber mein Chef bot mir keine
Möglichkeiten mehr, im MRT eingesetzt zu werden, selbst nicht als
Urlaubsvertretung. Ich steckte im Sono fest und kam einfach nicht mehr
in die MRT oder Intervention. Meinen Assistenzarzt-Kollegen hingegen
wurden Einsätze im MRT und in der Intervention ermöglicht, und ihnen
wurden noch vor ihrer Facharztanerkennung Oberarztstellen angeboten. So
haben sie mich rechts überholt."◄

Welche unausgesprochenen Vorbehalte im Fall Engelmayer eine Rolle spielten, darüber kann nur spekuliert werden. Könnte es sein, dass die prestigeträchtigere und technisch komplexere MRT mit der Mutterrolle nicht vereinbar schien? Oder könnten außerplanmäßig angesetzte MRT-Untersuchungen ein Grund für die Benachteiligung gewesen sein, da die Ärztin als zeitlich eingeschränkt wahrgenommen wurde? Diesen Vermutungen folgend, scheinen im Fall Engelmayer unterschwellige Vorstellungen ein geschlechterbezogenes Vorurteil spiegeln. Mit größter Wahrscheinlichkeit wäre ein männlicher Kollege, der Vater geworden war, solchen Vorbehalten nicht begegnet.

Ihre Überlegungen

Welche Situationen kommen Ihnen in den Sinn im Spannungsfeld von DRG und Klinikrealität?
Wie erleben Sie als Arzt oder Ärztin die Zusammenarbeit mit der Pflege?
Wie werten Sie in Ihrer Klinik die Chancengleichheit männlicher und weiblicher Ärzte?

Auswirkungen Erlernter Hilflosigkeit auf ärztliche Dienstleistung (Arbeitsethos und Patientenorientierung, Zwang zur Selbstoptimierung und Scham)

Hilflosigkeit kann sich im Zurückzucken vorm Ausprobieren zeigen, etwa aufgrund von Erfahrungen, eine herausfordernde Situation nicht gut bewältigt zu haben. Das kann eine verpatzte Prüfung sein oder das Erleben, im mündlichen Vortrag nicht eloquent zu sein – mit der Folge, „das werde ich kein zweites Mal riskieren".

Die amerikanischen Psychologen Seligman und Maier übertrugen 1967 ein solches sich Fügen in missliche Umstände auf Menschen, die an einer Depression erkrankt waren. Lässt sich bei Ärztinnen und Ärzten in der Klinik eine Hilflosigkeit im Fangnetz von Routinen und Ritualen mit einer Depression gleichsetzen?

Das Navigieren in nicht zeitsouveränen Räumen im ärztlichen Klinikalltag kann Mutlosigkeit, ja ein Verzweifeln an den Strukturen erzeugen. Wenn der Anspruch an die eigene Wirksamkeit mit starren Prozessen in Widerspruch gerät, kann Hilflosigkeit in Gestalt sehr unterschiedlicher Reaktionen daraus erwachsen, ein Oszillieren zwischen Untertanendenken und Rebellion.

Notlösung Zynismus: Die Lunge auf Zimmer 16
Eine Spielart kann sich im Umgang mit Patienten zeigen. Als verständnisvoll, helfend, den Menschen im Patienten sehend– das ist das Idealbild von Ärztin oder Arzt. Wenn die Wahrnehmung des Patienten als Subjekt indes kaum mehr möglich ist aufgrund durchgetakteter Behandlungs- und Prozesswege, die Konzentration auf den Einzelfall immer wieder unterbrochen wird durch Dokumentationspflichten, Absprachen etc., kann Zynismus daraus erwachsen: „Die Lunge auf Nummer 16". Der Patient als solcher wird zum Objekt gemacht, eine Entwicklung, die im Gegensatz zum humanistisch-ärztlichen Ethos steht.

K. E. Daniels und J. Hollmann, *Ärztliches Handeln im Spannungsfeld – Erlernte Hilflosigkeit*, essentials, https://doi.org/10.1007/978-3-662-72184-1_3

Regelrecht konträr zueinander stehen im Korsett von Clinical Pathways die Vielfalt der funktionalen Ausdifferenzierungen (Arzt, Manager, Führungspersönlichkeit etc.) und der ärztliche Anspruch auf die individuelle Relevanz in der Auffassung medizinischer Ethik.

Diesen Widerspruch auszubalancieren, bleibt indes im Klinikalltag (Ausnahmen bestätigen die Regel) dem ärztlichen Individuum überlassen, und kann zu einer Anforderung an das eigene Standing führen, die wiederum rasch in überfordernde und erschöpfende Selbstoptimierung mündet.

3.1   Wenn Selbstoptimierung in Erschöpfung mündet

Sofern es um persönliche Ziele und das individuelle Wohlbefinden geht, mag das Streben nach stetiger Verbesserung positiv konnotiert sein. Druck von außen (insbesondere im organisationalen Kontext) zur ständigen Selbstverbesserung kann hingegen zu ungesunden Verhaltensweisen führen und einer Abwertung derjenigen, die sich diesem Druck nicht beugen wollen oder können: Um die Unternehmensproduktivität und damit Ergebnisse zu optimieren, wird eine subjektiv-individuelle Optimierung vorgetäuscht.

Eine Scharade, die das Gegenteil des Gewünschten erzeugen kann: Menschen entwickeln ein Empfinden von ungenügend sein und Unzufriedenheit, wenn sie unrealistische Standards nicht erreichen – mit den Folgen eines erhöhten Stresslevels, Angstzuständen und Depressionen. Die Studie von McKinsey zum Burnout Beschäftigter, die Forschungsergebnisse aus den Jahren 2020/2021 zusammenfasst, bestätigt die auch das Unternehmen schädigenden Auswüchse einer inhärent erzwungenen (Selbst-)Optimierung, und lenkt den Blick auf das organisationale Umfeld (Verhältnisse) als Auslöser der Erschöpfung bis hin zur Depression [4]. Eine Lösung liegt also nicht in der Anpassung des Einzelnen an die Organisation als vielmehr in einer Veränderung der Arbeitsbedingungen (s. hierzu auch Kap. 4 „Wahrnehmungen, Reflexionen, Visionen, Dr. med. Ulrike Engelmayer, Der Eye-Opener").

Das Paradoxon von eingeforderter Autonomie am Arbeitsplatz und zugleich festen Bedingungen und Rahmensetzungen für die (vermeintliche) Autonomie adressiert der Soziologe Alain Ehrenberg als „Unbehagen am Arbeitsplatz".

Nirgendwo anders als in der Arbeitswelt erscheint die Ambivalenz gegenüber der Autonomie so eklatant, und zwar umso mehr, als sie ein Zwang ist, der den Angestellten aufgebürdet wurde, eine Bedingung für die effiziente Funktionsweise des

Unternehmens. Die Autonomie hätte nur dann einen Wert für die Entfaltung, wenn sie gewählt würde. Man schreibt dem Individuum vor, autonom zu sein, aber die Gewinnung der Autonomie vollzieht sich über die Annahme von Rahmenbedingungen. Das Individuum soll seine Singularität zeigen und sich zugleich in die Gussformen der Sozialisation einpassen. (Ehrenberg 2012) [5]

Wohl kaum einem Berufsstand ist das Merkmal der Singularität so eingeschrieben wie dem ärztlichen. Ärztliche Kompetenz, insbesondere in der Person von Chefarzt oder Chefärztin, dient Kliniken bis heute als Aushängeschild – man denke nur an die jährliche Focus-Bestenliste. Zugleich sind Ärztinnen und Ärzte eingebunden in einen unerbittlichen (Klinik-)Wettbewerb, der ihre Berufsausübung entscheidend determiniert (s. auch Kap. 2, dort „Wahrnehmungen, Reflexionen, Visionen, Dr. med. Michael Schmidt, Vom Verschieben von Verantwortung.).

Ehrenberg pointiert diese Gemengelage als Managementmodell, „das sich sowohl auf die Selbstverwirklichung als auch auf den Wettbewerb beruft". Der innewohnende Widerspruch ist offensichtlich. Für „Beobachter der Arbeitswelt" sei dies daher „in erster Linie ein neuer Modus der Herrschaft", da dieser Widerspruch nicht auflösbar sei und in der Conclusio zur Depression des Individuums führen kann.

Die stetige Herausforderung zur Selbstoptimierung (zum Idealbild seiner selbst), über den Kontext des Arbeitsumfeldes hinaus, sei gesellschaftlich determiniert, so Ehrenberg. Habe in einer zuvor repressiv-strafbewehrten Gesellschaft die Existenzfrage noch gelautet: Was darf ich, ohne gegen gesellschaftliche Übereinkommen zu verstoßen? – so zeige sich seit etwa den 60er, 70er Jahren eine stetig steigende Tendenz zur Selbstverwirklichung: Welche Fähigkeiten habe ich, was kann ich?

Ärztinnen und Ärzte in einem Triple Bind
Dem ärztlichen Berufsstand dürfte die hohe Erwartungshaltung an den eigenen Status, an Fremd- und Selbstbild nicht unbekannt sein –insbesondere auch, weil dieser Berufsstand mit Erwartungen existentieller Natur konfrontiert ist, die im hippokratischen Eid begründet sind bzw. in dessen Gegenstück des „Primum non nocere".

Gerät diese dem Berufsstand innewohnende Bedeutungszuschreibung nun in die Gemengelage mit zwingend strukturellen und prozessualen Bedingungen, und daraus folgend dem unablässigen Unterfangen, dieses Spannungsfeld aus ärztlichem Heros und medizinischer Ethik im Abgleich mit den formalen Begrenzungen auszubalancieren, also unentwegt an der Selbstoptimierung zu arbeiten – dann lässt sich von einer Triple Bind Situation sprechen.

Der Begriff Triple Bind (Dreifachbindung) stammt ursprünglich aus der Chemie und beschreibt den Zusammenhalt zweier Atome durch drei gemeinsame Elektronenpaare. Im ersten Jahrzehnt dieses Jahrhunderts übertrugen die beiden Wissenschaftler aus Psychologie und Sozialwissenschaften, Hinshaw und Kranz [6], den Begriff des Triple Bind auf die widersprüchlichen Erwartungen, die an Mädchen in der Pubertät herangetragen werden: Sie sollen traditionell als feminin interpretierte Eigenschaften und Verhaltensweisen zeigen: im sozialen Umgang miteinander etwa Anpassungsvermögen und Harmoniefähigkeit, emotional Fürsorglichkeit und Sensibilität, sowie in Konfliktsituationen Kompromissbereitschaft und Deeskalationskompetenz. Zugleich stehen junge Mädchen unter dem Erwartungsdruck, männlich konnotierte Eigenschaften und Verhaltensweisen unter Beweis zu stellen – wie Durchsetzungsvermögen und Selbstbehauptung, Zielstrebigkeit und Entschlossenheit, sowie Konfrontation und Wettbewerbsdenken. Das Dreifachbindungsdilemma aus sozialem Miteinander, emotionaler Stabilität und Konfliktkompetenz führt dazu, dass junge Mädchen meinen, nie allen Anforderungen gerecht werden zu können.

Ärztinnen und Ärzte im wettbewerbsgeprägten Klinikkontext dürften einige der in sich widersprüchlichen Anforderungen in ihrem Arbeitsalltag erleben. Insbesondere in Führungspositionen wird einerseits Empathie für die Erfordernisse weisungsgebundener Kolleginnen und Kollegen erwartet, zugleich aber Direktivkompetenz (Kap. 1 „Wahrnehmungen, Reflexionen, Visionen: Prof. Dr. med. Hans-Georg Palm – Die direktive OP-Führung", sowie Kap. 4 „Wahrnehmungen, Reflexionen, Visionen: Prof. Dr. med. Hans-Georg Palm – Rollentausch").

3.2 Vermeintliche Ausweglosigkeit und Scham

Für Ärztinnen und Ärzte, die im „Fadenkreuz" widersprüchlicher Erwartungen schlussendlich „passen", etwa in Gestalt einer Depression, kann erschwerend das Gefühl der Scham an Macht gewinnen: Warum gelingt es mir nicht, mich aus einer Spirale hilflosen Verhaltens zu befreien, Routinen und Rituale infragezustellen, von denen ich weiß, dass sie bisweilen widersinnig sind? Ist diese Schwäche ein Merkmal meiner Persönlichkeit?

Im Gegensatz zum situativ gebundenen Empfinden, dass einem etwas peinlich ist (etwa ein schlechtsitzendes Outfit oder sprachliche Schnitzer im Rahmen einer Kongresspräsentation), wird Scham als persönlichkeitsgebundener Makel gedeutet. Ein kognitiver Prozess, der sich beim Menschen etwa ab dem zweiten Lebensjahr entwickelt.

Der Schamkompass: Auswirkungen von Scham auf das Verhalten
Entscheidend für das Miteinander am Arbeitsplatz Klinik sind die individuellen
Reaktionen auf das Empfinden von Scham. Der US-amerikanische Psychiater Dr.
Donald L. Nathanson (1936–2017) gilt auch posthum als Pionier auf dem Gebiet
der Affekttheorie. In seinem Werk „Shame and Pride: Affect, Sex, and the Birth of
the Self" [7] erläutert er das Zusammenspiel von Emotionen, Selbstwahrnehmung
und sozialen Beziehungen. Daraus ist der sog. Schamkompass entstanden.

Im Kern zeigt dieses Modell, dass Menschen – wenn sie sich tief beschämt füh-
len – unbewusst in eine von vier Richtungen „abdriften", um diesen schmerzhaften
Zustand zu umgehen. Die vier Pole des Kompasses werden oft beschrieben als:

- **Rückzug:** Ein Mensch entzieht sich der schamauslösenden Situation, etwa durch
  Rückzug aus sozialen Kontakten und einem emotionalen Abschotten.
- **Selbstangriff:** Der Mensch fühlt sich wertlos und übt heftige Selbstkritik, bis
  hin zur Autoaggression.
- **Angriff auf andere:** Um von der eigenen Unzulänglichkeit abzulenken, kann
  es zu Wutausbrüchen und Schuldzuweisungen anderen gegenüber kommen. Die
  Hilflosigkeit wird durch Aggression nach außen kompensiert.
- **Vermeidungsverhalten:** Das schmerzliche Empfinden von Scham wird unter-
  drückt, etwa durch Suchtverhalten oder Flucht in andere Aktivitäten, die die
  schamverursachende Situation vergessen lassen, zumindest vorübergehend.

Sämtliche Strategien mögen kurzfristig Erleichterung suggerieren, auf Dauer aber
gefährden sie ernsthaft zwischenmenschliche Beziehungen und das Miteinander
am Arbeitsplatz, noch gravierender blockieren sie einen für die seelisch-mentale
Gesundheit unabdingbaren Reflexionsprozess. Erst mit Bewusstwerden, was hier
geschieht, können gesündere Bewältigungsstrategien entwickelt werden. Im organisationalen Kontext ist das Modell hilfreich für ein Verstehen, warum wer wie im
Team agiert und reagiert – um daraus Lösungswege zu entwickeln.

Ihre Überlegungen

Wie erleben Sie die Reduzierung von Patienten auf ihre Organfunktion?
Als Kurzinfo? Als Abwehr? Als Zynismus?
Wie gestalten Sie das Spannungsfeld zwischen ärztlicher Autonomie und
rigiden strukturell-prozessualen Vorgaben?
Scham ist ein oft schamhaft verschwiegenes Empfinden: Sollten Sie solche
Momente selbst erlebt haben, wie sieht dann Ihre Reaktion aus?

Individuelle und organisationale Intervention und Neuaufstellung (Bewusstsein, Crafting, Perspektivenwechsel, Dialog)

4

Hilflosigkeit wird im Regelfall als individuelle Erfahrung gelesen, dass dem eigenen Handeln (und Denken) Grenzen gesetzt sind, etwa durch vermeintlich unverrückbare Routinen und Rituale. Die ökonomischen Kontexte (Wettbewerbsumfeld, Unternehmensproduktivität durch genormte Prozesse), die das Denken und Handeln des Individuums beeinflussen, gar formen, sind oft nicht bewusst. Insbesondere der inhärente Widerspruch zwischen einer eingeforderten Autonomie in den Grenzen unternehmerischer Markt- und Wirtschaftlichkeitslogik wird im fordernden Klinikalltag nicht selten verdrängt, im Gegenteil als unumkehrbare Realität gedanklich internalisiert.

Individuelle Bewältigungsstrategien lösen zwar den inhärenten Widerspruch nicht auf, schaffen aber mental-seelische Freiräume, gegebenenfalls auch für neue Lebensentwürfe.

4.1 Individuelle Bewältigungsstrategien: Vom Fixed zum Growth Mindset

In der Fachliteratur [8] firmiert diese Spielart von Hilflosigkeit unter der Begrifflichkeit des „Fixed Mindset": Treibende Kraft ist ein Anpassungsbedürfnis, um im besten Licht zu erscheinen. Weitreichende Herausforderungen, die zu einem Ansehensverlust führen könnten, werden gemieden, Widerstände werden mit Passivität beantwortet oder Resignation.

Dem steht das „Growth Mindset" gegenüber, das erweiterte Bewusstsein dessen, was möglich ist. Dieses charakterisiert sich durch Offenheit gegenüber, auch unvermuteten, Herausforderungen, die eher einen Ansporn bilden. Hindernissen, die den beabsichtigten Kurs blockieren, begegnet das „Growth Mindset" mit Durchhaltevermögen. Kritik wird nicht als abwertend, sondern als Möglichkeit zu lernen gewertet. Die Erfolge anderer erzeugen keinen Neid, sondern dienen als Inspiration, um die eigenen Anstrengungen, zum erwünschten Ziel zu gelangen, noch zu intensivieren.

Variante Selbstreflexion: Das Streben nach Sinn

Seit etwa der Jahrtausendwende hat sich der Begriff des Purpose in der Managementliteratur etabliert: Warum habe ich diesen Beruf und keinen anderen gewählt? Warum soll ich dieses lernen und jenes ist unerheblich für mich? Warum gestalten Unternehmen ihre Strukturen und Prozesse so und nicht anders? Warum interagieren wir im Unternehmen in dieser Weise, etwa streng hierarchisch oder eher partizipativ? Und wozu dient dies alles antizipativ? Der Fokus auf den „Purpose" ist in der Forschung und Lehre nicht unumstritten (die Thematik haben wir in Band I, „Moral Injury", unserer Essential-Reihe vertieft).

Wohl kaum bestreitbar ist, dass die Sinnreflexion Ingredienz eines erweiterten, gewachsenen Bewusstseins hinsichtlich des eigenen Handelns und der Verortung der eigenen Rolle in der Organisation ist. Insbesondere für die Führungsrolle hat das Überdenken und auch die Änderungsbereitschaft hinsichtlich beispielsweise eingeschliffener Routinen und Rituale erheblichen Einfluss auf Arbeitsumfeld und Arbeitsatmosphäre.

Beispiel

Wahrnehmungen, Reflexionen, Visionen: Dr. med. Michael Schmidt – Rote Linien

„Ganz wichtig ist es, immer wieder fragen: Ist das, was ich tue, immer noch richtig? Oder mache ich zu viele Kompromisse? Das betrifft auch das Korsett zwischen äußeren Bedingungen und der Haltung dazu. Ich habe nicht angestrebt, Chefarzt zu werden, aber die Eigenständigkeit in der Leitungsfunktion hilft beim Anstreben der gesetzten Ziele. Die Freiräume werden größer, je mehr Du bestimmen kannst, auf der anderen Seite nehmen auch die Zwänge zu. Ein konkretes Beispiel: für den Assistenzarzt ist es unerheblich, was die Geschäftsführung sagt, die Strukturen sind hierarchisch, es gibt keine direkte Kommunikation zwischen Geschäftsführung und Assistenzarzt. Es gibt bestimmt Assistenzärzte, die noch mit 60 sagen, ich will gar nicht Oberarzt werden, ich will mit dem ganzen Zeug nichts zu tun haben. Das muss man wissen, aber man ist natürlich dann auch abhängig von den Entscheidungen anderer. In der Leitungsfunktion musst Du Mitarbeiter anleiten, den Rahmen vorgeben. Und jetzt ist die Frage, inwieweit Du das Korsett von der Geschäftsführung übernimmst. Ob Du der Erfüllungsgehilfe, das ausführende Organ der Geschäftsführung wirst, oder inwieweit Du eigene Vorstellungen weitergibst. In der Politik spricht man von roten Linien, es gibt eine große Dehnungsfähigkeit zwischen dem, was man ertragen kann und wo man sagt, das geht jetzt gar nicht mehr. Du brauchst als Chefarzt Personal und eine anständige Geräteausstattung; und Du brauchst das Personal nicht nur bei Deinen ärztlichen Mitarbeitern, sondern auch in der Pflege, in der Endoskopie, in den medizinischen Assistenzberufen."◄

Auf zu Neuem: Kreative Hoffnungslosigkeit

Als weitere Variante des erweiterten Bewusstseins kann das Konzept der kreativen Hoffnungslosigkeit gelesen werden, die in der Acceptance and Commitment Therapy (ACT) eine zentrale Rolle spielt. Die in den späten 80ern bis in die frühen 90er Jahre hinein entstandene Therapieform gehört zur dritten Welle der Verhaltenstherapie und zielt darauf ab, Akzeptanz und Achtsamkeit als Strategien zur Bewältigung psychologischer Herausforderungen zu fördern [9]. Der Arzt, Coach und Psychotherapeut Dr. med. Russ Harris (*1966) hat in seinen Büchern das Konzept auf fünf gedankliche Schritte konzentriert [10]:

- Was hast Du bislang versucht (um der Situation zu entkommen?)
- Wie hat es funktioniert?
- Was hat es (Dich) gekostet?
- Wie fühlt es sich für Dich an?
- Bist Du offen auch andere weitere Optionen?

Die sogenannte Kreative Hoffnungslosigkeit entsteht in dem Moment, in dem ein Mensch die Einsicht gewinnt, dass die bisherigen Methoden zur Vermeidung oder Kontrolle unangenehmer psychischer Erlebnisse nicht nur ineffektiv, sondern oft sogar schädlich sind. Diese Erkenntnis wird als „kreativ" bezeichnet, weil sie Raum für neue, effektivere Bewältigungsstrategien schafft, die auf Akzeptanz und Werten basieren. Glaubenssätze zu erkennen und zu bearbeiten, kann eine kreative Spielart im komplexen „Growth Mindset" darstellen.

Wahrnehmungen, Reflexionen, Visionen: Dr. med. Ulrike Engelmayer – Die Kraft der drei G

„Als ich mir im Rahmen der „Inneren-Kind-Arbeit" meiner Glaubenssätze bewusst geworden bin, ist mir klar geworden, was da vor sich gegangen ist. Etwa, als ich den Mama-Stempel und das Dauer-Abo auf die Sonos hatte und nicht vehementer auf den Einsatz in der MRT bestanden habe, vermutlich aus der Furcht, mich unbeliebt zu machen. Hier sind die biologischen und anthropologischen Forschungen sehr aufschlussreich: Wir Frauen waren evolutionär darauf angewiesen zu gefallen, zumindest für die Zeit während der Schwangerschaften und Stillzeiten unserer Kinder. Wir brauchten die Unterstützung des Stammes, etwa bei der Nahrungsbeschaffung. Dieses „Gefallen-Wollen", „Sich-Anpassen", ist ein wesentlicher Teil meiner Erziehung gewesen. Ich befürchte, dass ich das unbewusst signalisiert habe und mich so selbst als Fachärztin noch habe kleinmachen lassen. Meine Vorgesetzten hatten mich in der Hand, weil ich und mein Privatleben komplett von ihnen abhängig war, z. B. bei der Dienst- und Urlaubsplanung oder beim Erreichen von Karrierezielen. Als ich später diese Erkenntnis gewann, habe ich Bewältigungsstrategien entwickelt. Ich habe meine negativen Glaubenssätze durch positive ersetzt, das Schattenkind durch das Sonnenkind, das seine Bestimmung findet und sich entfaltet [11]. Ich lebe heute die **drei „G"**: Erstens habe ich meine **Glaubenssätze** definiert. Zweitens setze ich ganz klar **Grenzen** und habe gelernt, Stopp zu sagen. Und drittens tue ich mir selbst **Gutes**. Zum Beispiel meditiere ich, um zur Entspannung und zur Re-Kreation zu finden. Oder ich gönne mir eine Massage."◄

Servant Leadership: Wirksamkeit statt Macht

„Chefarztnachfolge: Die Chefarztgeneration ‚Schwarzwaldklinik' geht in Rente – was kommt danach?" lautete ein Panel im Rahmen des Hauptstadtkongresses, Ende Juni 2025. Der „Typus" des Halbgottes in Weiß, der seine Befehlsgetreuen hinter sich versammelt, wird einer modernen Klinikwelt nicht mehr gerecht. Die Podiumsdiskutantin Dr. med. Yüksel König, Chefärztin am Vivantes Klinikum Berlin, fand klare Worte.

„Vermitteln, dokumentieren, verhandeln, das sind heute Aufgabenfelder in dieser Position. Es gilt Führen durch Vertrauen, Fördern durch Haltung, Wirksamkeit statt Macht". Dr. med. Yüksel König, Berlin am Mittwoch, 25. Juni 2025

Chefarzt Palm fasst diese Auslegung unter dem Begriff des Servant Leadership zusammen.

Beispiel

Wahrnehmungen, Reflexionen, Visionen: Prof. Dr. med. Hans-Georg Palm – Rollentausch

„Eine wichtige Botschaft ist: Führungskompetenz kann und muss erlernt werden. Die Akzeptanz, als Chefin oder Chef eines Teams wahrgenommen zu werden, muss man sich hart erarbeiten. Es ist ein althergebrachter Irrglaube, dass man mit Berufung zur Chefarztposition – als sicherlich erfahrene Ärztin oder Arzt – „automatisch" auch ein guter Teamleader ist. „Servant Leadership"- bedeutet für mich, dass Führung auch auf die Interessen der Mitarbeitenden ausgerichtet sein sollte, ein „wahrer" Leader dient seinem Team, indem er ein produktives Arbeitsumfeld und ein gutes Arbeitsklima schafft. Die Partizipation der Mitarbeitenden spielt eine große Rolle; etwa, dass Studierende als angehende Kolleginnen und Kollegen respektiert werden und nicht als bloße „Hakenhalter" im OP degradiert werden. Mit Selbstverständlichkeit assistiere ich dabei auch den jüngsten Assistenzärztinnen und Assistenzärzten bei operativen Eingriffen."◄

4.2 Neu- und Selbstgestaltung der Arbeit: Crafting analog und digital

Aus dem Englischen entlehnt, to craft, etwas herstellen (ursprünglich im handwerklichen Verständnis genutzt), versteht man in der Sozialpsychologie Crafting als das Mitgestalten der Arbeitsrealität. Es geht nicht um eine komplett neue Position oder einen anderen Arbeitgeber. Der Fokus liegt auf der Sinnhaftigkeit und der Selbstbestimmtheit des beruflichen Tuns in Kombination mit einer Nutzung und Entfaltung individueller Stärken, Fähigkeiten, Kompetenzen. Der Begriff des (Job-)Crafting wurde 2001 erstmalig in der Arbeits- und Organisationspsychologie geprägt.

Es geht weniger darum, Menschen zur Arbeit zu motivieren, sondern darum, wie man Menschen unterstützen kann, aktiv zu werden und ihre eigene Arbeit motivierend zu gestalten. (Wrzesniewski, Dutton 2001) [12]

Drei Fragestellungen kennzeichnen den Weg zur selbstbestimmten Arbeit:
In welchen Handlungsfeldern lässt sich der eigene Arbeitsbereich freier gestalten (Task Crafting)? Auf unseren Fokus bezogen: Wie kann es gelingen, sich von hemmenden Routinen und Ritualen zu lösen, etwa was den Umgang mit anderen Professionen angeht?

In welchen Bereichen im beruflichen Umfeld, die nicht zum unmittelbaren Aufgabenprofil gehören, ist ein Engagement denkbar, das ein wenig Distanz zur Kernaufgabe ermöglicht (Relational Crafting)?

Wie können Beschäftigte ihrer Kernaufgabe einen umfassenderen Sinn verleihen? (Cognitive Crafting)? Im Rahmen der ärztlichen Profession ist die Fragestellung redundant: Ärztliches Wissen und Können dient der Gesundung von Menschen; dem ethischen Prinzip der Daseinsvorsorge. Organisational bzw. in einer Führungsrolle kann indes die Sinnfrage an Gewicht gewinnen (s. Abschn. 4.1. „Wahrnehmungen, Reflexionen, Visionen: Dr. med. Michael Schmidt – Rote Linien").

Beispiel

Wahrnehmungen, Reflexionen, Visionen: Prof. Dr. med. Hans-Georg Palm – 1000 Fragen

„Wir haben ein sehr intensives Weiterbildungskonzept. Viermal pro Woche finden im Rahmen der Frühbesprechungen zu Patientenfällen und Operationen auch allgemeine Teamfortbildungen von ca. 15 min Dauer statt. Aus dem Team kam der Vorschlag, dass wir uns, statt an Themen nach „eigenem Gusto" der Referentinnen und Referenten, an einem Buch zu „1000-Fragen" für die Facharztweiterbildung für Orthopädie und Unfallchirurgie orientieren könnten, um unserer Fortbildung eine bessere Struktur zu geben. Diese 1000 Fragen arbeiten wir nun gemeinsam durch, wobei sich meine Mitarbeitenden selbst einteilen. Jetzt haben wir eine klare und gut funktionierende Struktur mit großem Anklang beim Team."◄

Digitale Unterstützung in klinischen Prozessen
Der unbestreitbare Wert KI-gestützter Analyse und Auswertung medizinischer Daten (Mustererkennung) für Befundung als auch Antizipation von Krankheitsverläufen (mitsamt den Ethikbasierten Regulierungen) sei hier nur erwähnt; mit Crafting im Verständnis interagierender Arbeitsprozesse hat dies nichts zu tun.
Wertvolle Dienste leistet KI indes bei der klinischen Dokumentation. Die Qualität wird verbessert, die administrative Belastung verringert. Ein Bericht im „New England Journal of Medicine" betont, dass durch den Einsatz von KI-Tools die Dokumentationszeit um bis zu 30 % reduziert werden kann [13].

Beispiel

Wahrnehmungen, Reflexionen, Visionen: Prof. Dr. med. Hans-Georg Palm – Interdisziplinäre Kreativität

„Wir praktizieren in unserer Klinik ein Beispiel von Digitalisierung, das sehr erfolgreich läuft: Die Bundesärztekammer empfiehlt, dass Komplikationen erfasst werden. Dazu sind in vielen Kliniken Morbiditäts- und Mortalitätskonferenzen etabliert. Bisher wurden Komplikationen in unserer Abteilung analog erfasst. Nun konnten wir gemeinsam mit der IT- sowie Rechtsabteilung des Klinikums nach den Vorgaben der Bundesärztekammer einen digitalen Meldeweg programmieren und einführen. Er ermöglicht die anonyme Meldung von Komplikationen und deren systematische Aufarbeitung; Ein Beispiel: Nach einer OP kommt es zu einer Wundheilungsstörung bei einer Patientin. Gründe hierfür sind vielfältig und oft gar nicht verschuldet durch den Operateur, jedoch sollten die Ursachen aufgearbeitet werden. Es geht hier, das ist wichtig, nicht um Schuldsuche, sondern um Fehleraufbereitung, damit vermeidbare Komplikationen nicht ein zweites Mal eintreten."◄

Digitalisierte Personalprozesse: schnell und transparent
Über medizinische Diagnose und Dokumentation hinaus bietet Digitalisierung auch administrative Entlastung, gestaltet Prozesse rascher und effizienter und führt zu mehr Transparenz für alle Beteiligten. Im Rahmen des Recruiting stärkt die Klinik ihre Arbeitgebermarke (Employer Brand). Um Mitarbeitende mittel- und langfristig ans Haus zu binden, vertiefen Durchlässigkeit von Entscheidungswegen und das überprofessionelle Verfolgen gemeinsamer Ziele die Zufriedenheit, ja Verbundenheit mit diesem Arbeitgeber.

Beispiel

Wahrnehmungen, Reflexionen, Visionen: Karin Burtscher – Personalgetriebenes Dienstleistungsunternehmen

„Wir haben Recruiting samt Bewerbermanagement, Personaleinsatzplanung und Personalakte digitalisiert. Die Führungskraft kann die digitale Bewerbung sofort abrufen, und wir können schnell interagieren. Darum haben wir alle Führungskräfte geschult, auch die Chefärzte bedienen das Bewerberportal digital – mit dem Effekt einer positiven Candidate Experience bewerberseitig. Im Interesse der Mitarbeiterbindung digitalisieren wir alle HR-Prozesse: Will etwa eine Mitarbeiterin den Entscheidungsstand hinsichtlich ihres Antrags wissen, kann sie dies künftig auch außerhalb des Klinikums, über App oder Link abrufen. Es geht um Transparenz für alle Prozessbeteiligten. Noch weitergehend ist die digitalisierte Personaleinsatzplanung ein sehr wichtiges Projekt unserer interprofessionellen Zusammenarbeit. Im Krankenhaus sind wir absolut personalgetrieben. Wir sind ein Dienstleistungsunternehmen, und wenn Fachkräfte ausfallen oder Stationen nicht besetzt sind, dann haben wir gleich Schwierigkeiten, weil dann Kollegen einspringen müssen, die vielleicht nicht über die erforderliche Qualifikation verfügen. Um solche Engpässe zu vermeiden, treiben wir gemeinsam die Personaleinsatzplanung auf der digitalen Ebene voran. Das ist für Führungskräfte ein Schlüsselthema, denn die sind in ihrem Verantwortungsbereich für die Personaleinsatzsteuerung zuständig. So kann auch kurzfristig eine gute Lösung gefunden werden; erkennt etwa eine Mitarbeiterin, dass sie übermorgen einen Dienst nicht leisten kann, wird dieser digital über die Einsatzplanung im Kollegenkreis bekanntgegeben. Entweder nutzt ein Kollege das Angebot und übernimmt den Dienst oder die Mitarbeiterin benennt jemanden, der für sie einspringt. Das ist für alle Beteiligten sofort einsehbar und damit transparent. Es sind selbstständige Lösungen möglich, es muss nicht alles erst über Anrufe, einen Dienstplaner oder Führungskräfte geklärt werden. So erhöhen wir noch einmal die Usability und die Akzeptanz digitaler Lösungen bei unseren Mitarbeitenden und Führungskräften.“◄

4.3 Organisationale Lösungen: Mut zu Perspektivwechseln

Eine Grundannahme durchzieht das Selbstverständnis vieler Organisationen: Entweder machen wir es so oder wir machen es so. Inhärente Widersprüche in der Entität Organisation scheinen Ordnung und Orientierung zu widersprechen. Dabei kann das „sowohl – als auch" unterschiedlicher Herangehensweisen an die Gestaltung des Arbeitsumfeldes die Individualität von Teams würdigen und Akzeptanz und Zufriedenheit bei den Beschäftigten stärken.

Beispiel

Wahrnehmungen, Reflexionen, Visionen: David-Ruben Thies – Dinge mal ausprobieren

„Das Konzept der „Hospitality" mit dem Patienten als Gast [14] ist unser aller Reise, und es funktioniert bis heute, angefangen mit dem Entwurf des Gebäudes. Diese Ideen kommen mehrheitlich aus der Belegschaft, denn am Ende geht so eine Veränderung nur, wenn es die Ideen der Mitarbeitenden selbst sind. Das löst das Gefühl von Stolz aus, das war ja meine Idee. Da können manche Ideen auch widersprüchlich sein. Der eine sagt linksrum, der andere rechtsrum. Nun, dann kann man ja sagen, lass' uns beide Dinge mal ausprobieren …und manchmal sieht man dann, dass die eine Idee genauso gut funktioniert wie die andere. Es geht darum, Widersprüche aushalten können. Im Gesamtgefüge müssen die Dinge gut funktionieren. Natürlich sind die Aufwände höher, aber solange das eine Team happy ist und das andere auch, obwohl sie unterschiedlich arbeiten, dann hat sich das doch bewährt."◄

Die Bedeutung des dritten Ortes
Starre Denk- und Handlungsschemata aufzubrechen und Individualität mit organisationalen Erfordernissen zu verbinden – diesem Ziel kann ein neutraler, ein sog. dritter Ort der Begegnung dienen. Ein Ort, der weder Arbeitsplatz noch ein privater Ort ist [15] kann ungeahnte Perspektiven eröffnen. Hier können Erfahrungen des Miteinanders am Arbeitsplatz, ohne den Zeitdruck des Klinikalltags, Inspiration für künftige gemeinsame Entwicklungen sein.

Beispiel

Wahrnehmungen, Reflexionen, Visionen: Karin Burtscher – Zusammen in die Wertung laufen

„Wir haben im Klinikum eine hohe Arbeitsbelastung. Dann ist es gut, Maßnahmen im Betrieblichen Gesundheitsmanagement (BGM) anzubieten. So nehmen wir – und das ist ganz neu – an drei Laufveranstaltungen als Klinikum Ingolstadt teil, um gemeinschaftlich auch außerhalb des Klinikums sportliche Aktivitäten zu fördern, und um stärker miteinander in Kontakt zu kommen. Wenn sich Teams aus dem Zentrum für Orthopädie und Unfallchirurgie anmelden und zusammen in eine Wertung laufen, und sich dann übergeordnet noch andere zusammenfinden, wie Herr Palm und ich, die sich als Team der sportlichen Herausforderung stellen, dann fördern wir Teambuilding; wir kommen über den Sport und das Rahmenprogramm in den Austausch miteinander. Wir lernen uns auf einer anderen Ebene kennen, und können Erfahrungen teilen, die wir im Arbeitsalltag so vielleicht nicht geteilt hätten."◄

Flexible Arbeitsbedingungen statt „gieriger Arbeit"

Weitergehend organisational-ökonomisches Selbstverständnis „auf den Kopf stellend", legen die Forschungsergebnisse der US-amerikanischen Wirtschaftswissenschaftlerin Claudia Goldin ein grundlegendes Umdenken hinsichtlich der Balance von Arbeits- und Privatleben nahe. 2023 ist Goldin dafür mit dem Nobelpreis ausgezeichnet worden [16].

Goldin hat den Begriff der „gierigen Arbeit" geprägt, bei der Arbeitszeit und Einkommen wichtiger sind als das Privatleben. Das verlangt seitens des Beschäftigten die Bereitschaft, absolut flexibel zu sein im Sinne des Unternehmens, aus diesen Reihen wird das Management rekrutiert.

> Die bestbezahlte Arbeit ist immer jene, die den Arbeitnehmer vereinnahmt. (Deutschlandfunk 2024) [17]

Das Phänomen der „greedy work" erzeugt den „gender pay gap", treffender noch eine „gender lifetime earning gap", eine Lebenseinkommenslücke, die vorrangig Frauen betrifft. Beruflich erfolgreiche Männer verdienen ungefähr 1,6 Mio. € in ihrem Leben, Frauen ohne Kinder etwa 1,4 Mio. € und Frauen mit Kindern nur 700.000 € in ihrem Berufsleben. Das Lebenseinkommen dieser Frauen ist laut

Goldin deswegen so gering, weil sie zwar noch im „gierigen Job" beginnen, spätestens mit Familiengründung aber in den flexiblen Job hinsichtlich des Privatlebens wechseln – mit festen Arbeitszeiten und ohne Sonderdienste. In diesem Moment geht die Einkommensschere auf, denn beim flexiblen Job gibt es Gehaltssteigerungen nur abhängig etwa von der Betriebszugehörigkeit oder den Berufsjahren. In den gierigen Jobs, die zugleich mit hohen Positionen verknüpft sind (wie etwa Geschäftsführungen oder Chefärzte), steigt das Gehalt exponentiell an. Da viele Frauen schon vorher „ausgestiegen" sind, ist immer noch nur ein geringer Anteil an Führungspositionen weiblich besetzt. Angesichts einer überwiegend akademisch ausgebildeten Führungselite bedeutet dies für Unternehmen ein Diversitätsdefizit.

Goldin fordert daher ein grundlegendes Umdenken: Die Wirtschaft könne auf Akademikerfrauen als Fach- und Führungskräfte nicht verzichten, also müssten Arbeitgeber für die gut ausgebildeten Frauen mehr flexible Arbeit ermöglichen.

Beispiel

Wahrnehmungen, Reflexionen, Visionen: Dr. med. Ulrike Engelmayer – Der Eye-Opener

„Coachings und Mentorings, die angeboten werden, setzen meistens nur daran an, was das Individuum innerhalb der bestehenden Strukturen an sich selbst ändern oder wie es sich anpassen soll, etwa durch besseres Zeitmanagement, strukturiertere Selbstorganisation oder optimierte Karriereplanung. In diesen Coachings habe ich gemerkt, dass die nicht weit genug greifen. Zumal ich meine, dass es niemanden gibt, der besser organisiert ist als Mütter, der besser Multitasking kann. Das passt nicht zusammen. Als ich auf das Konzept von Goldin aufmerksam geworden bin, war das ein Eye Opener für mich. Ich habe plötzlich verstanden, warum nur 22 % der Radiologinnen niedergelassen oder in Unis nur 15 % Professorinnen sind. Das sind alles Spielarten von ‚greedy work', bei denen Arbeit und Spitzenverdienste wichtiger sind als die Opfer, die man für die gierige Arbeit bringen muss, wie z. B. Beschränkungen im Familienleben, Einbußen bei der Gesundheit oder das Scheitern von Beziehungen. Viele Frauen sind aber weniger bereit, ihr Privatleben dem Beruf unterzuordnen. Nicht, weil sie beruflichen Erfolg nicht wollen oder nicht können, sondern weil sie in der Regel keine Vorteile darin sehen, wahnsinnig mehr Geld zu verdienen im Vergleich zum Verlust der Flexibilität. Die Auseinandersetzung mit den Studien von Goldin hat mir geholfen, die Zusammenhänge gesellschaftlich und volkswirtschaftlich zu betrachten: Wenn Frauen so arbeiten könnten wie sie wollen, wenn es also mehr flexible Jobs gäbe, die eine feste Arbeitszeit garantieren oder in denen Betreuung oder Schulbildung ihrer Kinder gewährleistet ist, dann hätten wir rund 860.000 Stellen mehr besetzt. Deswegen empfehle ich jüngeren Frauen, dass sie flexible Arbeit wirklich einfordern. Es muss sowohl arbeitgeberseitig als auch gesellschaftlich ein bisschen was geboten werden, damit Frauen, v. a. wir Ärztinnen, die wir für teuer Geld ausgebildet werden, unsere Kompetenzen und unser Potenzial einbringen können!"◄

4.4   Interprofessionelle Transparenz: Gemeinsam gestalten im Dialog

Menschliches Miteinander ist Kommunikation. „Man kann nicht nicht kommunizieren" lautet eines der fünf Axiome des österreichisch-amerikanischen Philosophen und Psychotherapeuten Paul Watzlawik (1921–2007) [18]. Am Arbeitsplatz, wo man zwangsläufig aufeinandertrifft, sich arrangieren muss, gilt dies in besonderem Maße. In Sprache, Mimik, Gestik, im Zweiergespräch als auch in der Gruppe senden Menschen Signale.

Beispiel

Wahrnehmungen, Reflexionen, Visionen: Dr. med. Michael Schmidt – Man darf sich nie zu schade sein

„Im Buch „Moral Injury" ist ein sehr schöner Satz von Luhmann drin: „Es gibt keine Organisation, nur Kommunikation". Das ist die Lebensader im Krankenhaus, ständige Kommunikation mit allen, die Du triffst, ob das die Reinigungskraft ist oder ein Handwerker. Kommunikation ist Leben und man darf sich nicht zu schade sein, mit jedem zu sprechen und sei es zu grüßen. Nur so kommt man voran. Kommunikation ist alles, auch zwischen Ärzten und Pflege. Als Arzt oder Ärztin hast Du jeden Tag mit der Pflege zu tun. Ein Mitarbeiter oder eine Mitarbeiterin in der Pflege kann natürlich auch die Restriktionen, die sie von oben, also von der PDL mitkriegt, unterlaufen. Man spricht einfach miteinander, und schon ist das Problem weg. Diese Beschränkungen, die von einigen Pflegedienstleitungen ausgehen, kann man gut aufhebeln und daraus auch Kraft schöpfen. Es gibt zwar strukturierte Mitarbeitergespräche, aber eigentlich muss man in einer Leitungsfunktion sofort erkennen, wenn ein Problem auftaucht."◄

Im Dialog, oft missverstanden als Austausch nur unter zwei Beteiligten, geht es um das wechselseitige Verstehen: Was ist das Anliegen des Gegenübers, meiner Kolleginnen und Kollegen? Verstehe ich ihn oder die anderen so, wie er beziehungsweise sie verstanden werden will und wollen? Und wie passen unsere Ansichten und Ziele zusammen? Der Wirtschaftswissenschaftler Otto Scharmer, der am MIT (Massachusetts Institute of Technology) lehrt, hat für den Prozess des wechselseitigen Verstehens und daraus erwachsender Inspiration zugunsten der organisationalen Entwicklung die „Theory U" entwickelt [19]. Wachsames Wahrnehmen, was an Erfahrungen gemacht wurde, welche Konzepte sich als probat erwiesen haben, steht am Beginn. Im anschließenden Dialog dann aufmerksam die Perspektiven der Gesprächspartnerinnen herauszuhören – daraus kann Inspiration entstehen, um gemeinsam etwas Neues zu schaffen, im Interesse der Organisation und der Identifikation mit dem Unternehmen.

Beispiel

Wahrnehmungen, Reflexionen, Visionen: Prof. Dr. med. Hans-Georg Palm – Partner Pflege

„Was ich hier eingeführt habe, ist der Pflege-Jour-Fix. Ich habe ein Kick Off-Treffen in guter Atmosphäre arrangiert. Wichtig war mir ein erstes Kennenlernen und die Botschaft, dass ich als Chefarzt die Pflege nicht von oben herab betrachte, sondern als wichtigen Partner. Aufgrund der guten Akzeptanz des Treffens konnten wir dieses so verstetigen, dass wir uns einmal pro Quartal mit der Pflegedienstleitung und den verantwortlichen Stationsleitungen treffen. Das hat auch viel mit dem Team-Gedanken zu tun. Information und Kommunikation sind dabei ein zentraler Aspekt. Sowohl Ärzteschaft als auch die Pflegekräfte wissen, was sie tun müssen, fachlich kompetent und qualifiziert sind beide Berufsgruppen. Wichtig ist, dass sie miteinander sprechen. Das kann man bis aufs kleinste Detail runterbrechen, zum Beispiel im Rahmen der gemeinsamen Arbeit auf Station, etwa bei Anordnungen und deren Umsetzung oder wichtigen Erkenntnissen seitens der Pflege an die Ärzte. Fehlender Informationsfluss kann ein relevantes Problem in diesen beiden Berufsgruppen darstellen."◄

Das wechselseitige Verstehen durch offene transparente Informationsflüsse wird zum Identitätsmerkmal einer Organisation, wenn es strategisch geplant und konsequent umgesetzt wird. Gelingt es, abteilungs- und professionsübergreifend

Konzepte zu entwickeln, entsteht ein Nachhaltigkeitseffekt – Maßnahmen verpuffen nicht, sondern sichern die Zukunftsfähigkeit der Organisation Klinik – mit effizienten Prozessen und individuellen Entwicklungsperspektiven.

Beispiel

Wahrnehmungen, Reflexionen, Visionen: Karin Burtscher – Entlastung für alle Seiten

„Das ist für mich der Knackpunkt. Diese enge Zusammenarbeit, wie zwischen Professor Palm und mir, ist entscheidend für nachhaltige Lösungen, dass wir gemeinsam den Klinikalltag zukunftsfähig gestalten. Das bedeutet für beide Seiten, Ärzte und Verwaltung, Entlastung und Zeitgewinn. Ärzte gewinnen Zeit, um sie etwa in die Patientenversorgung zu investieren. Ich gewinne Zeit, die ich in die Beratungskompetenz meiner Mitarbeiterinnen und Mitarbeiter investiere. Das zahlt beispielsweise auf Personal binden und finden ein. Die Karrierepläne macht Herr Palm für sein Team. Wir in der Personalabteilung stehen mit Support im Hintergrund. Wir stimmen uns dann jedes Mal ab, wie Ziele realisierbar sind, ob das in unsere Planung passt und in die Vorgaben, die wir aus den Rahmenbedingungen kriegen, wie jetzt dem Krankenhausversorgungsverbesserungsgesetz."◄

Ein Bonmot lautet: Mitarbeitende kommen zum Unternehmen wegen des Unternehmens, sie gehen wegen ihrer Vorgesetzten. Führung, von der mittleren Führungsebene bis zu hohen Leitungsfunktionen, prägt den Charakter des Unternehmens, entscheidet darüber, wie Beschäftigte die Arbeitsatmosphäre empfinden. In enger Zusammenarbeit mit der Geschäftsführung des Klinikums Ingolstadt, und in Kooperation mit medplus-kompetenz, hat Personalchefin Burtscher ein Führungscurriculum für die mittleren Führungsebenen entwickelt, im ärztlichen Bereich als festes Format: „Vom Facharzt auf dem Sprung zum Oberarzt". Die Campusakademie des Klinikums Ingolstadt bietet das übergeordnete Dach.

Beispiel

Wahrnehmungen, Reflexionen, Visionen: Karin Burtscher – Vom Wert der geteilten Erfahrung

„Berufsgruppenübergreifend und über alle Führungsebenen hinweg haben wir eine Bedarfsabfrage gemacht, in welche Richtung wir uns entwickeln möchten. Das alles zahlt jetzt darauf ein, dass wir nicht ziellos und vereinzelt in den Berufsgruppen unterwegs sind, sondern Netzwerke entstehen und wir gemeinsam schauen, wo wir Prozesse verbessern können, um das Klinikum an sich nach vorne zu bringen … In der oberen Führungsebene unterhalb der Geschäftsführung, das sind dann die Chefärzte und Abteilungsleiter, wie Herr Palm und ich, geht es um die Weiterentwicklung unserer Organisation Klinikum. Hier beobachten und analysieren wir auch externe Einflüsse aus Politik, Gesetzgebung und Ökonomie. …Die mittlere Führungsebene der Oberärzte und Stationsleitungen hat in ihrem Tagesgeschäft wichtige Führungsaufgaben, wie die kontinuierliche Interaktion mit den Mitarbeitenden, Teambuilding, interdisziplinäre und interprofessionelle Zusammenarbeit. Die Fachtrainings für Fachärzte auf dem Sprung zum Oberarzt sind sehr positiv konnotiert. Da kann ich nur nochmal meinen großen Dank an Herrn Palm aussprechen, der zusammen mit zwei anderen Chefärzten an diesen Fortbildungen mitwirkt. Die Chefärzte schildern den jungen Fachärzten und angehenden Oberärztinnen, welche Erfahrungen sie bei diesem Karriereschritt gemacht haben, welchen Herausforderungen sie begegnet sind und wie sie diese gemeistert haben. Auch ich beteilige mich an diesem Programm mit einem Beitrag, um aufzuzeigen, mit welchen Themen und Herausforderungen sich die Personalabteilung befasst – und wie angehende Oberärztinnen diese Entwicklungen vor Ort aktiv unterstützen können. Ziel ist es, ins Gespräch zu kommen, Perspektiven auszutauschen und Wege zu finden, wie wir die künftige Entwicklung gemeinsam lösungsorientiert gestalten können. Gute Ergebnisse etwa, die im Zentrum für Orthopädie und Unfallchirurgie erzielt wurden, übertragen wir auf andere Kliniken hier im Haus. So fördern wir die Vernetzung der Kliniken untereinander, um die gesamte Attraktivität des Klinikums Ingolstadt zu erhöhen.“◄

Ihre Überlegungen

Welche Aufgaben machen Ihnen im Klinikalltag am meisten Freude, mit welchen Kolleginnen und Kollegen arbeiten Sie am liebsten zusammen und in welchen Situationen erleben Sie sich als wirksam, als Gestalter der Situation?
Wie erleben Sie Digitalisierung in Ihrer Klinik, welche Rolle haben Sie in dieser Entwicklung?
Wie gestalten Sie Ihren Dialog mit anderen Professionen?

Was Sie aus diesem *essential* mitnehmen können

- Sie gewinnen Erkenntnisse über Routinen und Rituale, die vielleicht auch in Ihrer Klinik praktiziert werden. Mit Bewusstwerdung eröffnen sich Spielräume der Veränderung
- Sie analysieren Ihre Klinikrealität anhand der Analysen und Erfahrungen unserer Gesprächspartnerinnen und -partner, und verorten dies für Ihre Klinik
- Sie können Ihr individuelles Erleben überprüfen bezüglich Triple Bind und daraus möglicherweise erwachsendem Zynismus
- Ein Spektrum an individuellen und organisationalen Bewältigungsstrategien lässt sich sicher auch auf Ihr persönliches Erleben und auf Ihre Klinik übertragen.

Literatur/Quellennachweis

1. Maier, S. F., & Seligman, M. E. P. (2016). Learned helplessness at fifty: Insights from neuroscience. *Psychological Review, 123*(4), 349-367. https://doi.org/10.1037/rev000 0033.
2. Currey Mason, Musenküsse, Kein & Aber Zürich-Berlin 2016.
3. https://de.wikipedia.org/wiki/Gl%C3%A4serne_Decke.
4. https://www.mckinsey.com/mhi/our-insights/addressing-employee-burnout-are-you-sol ving-the-right-problem.
5. Ehrenberg Alain, Das Unbehagen in der Gesellschaft, Suhrkamp 2012.
6. Hinshaw, Stephen P. & Kranz, Rachel The Triple Bind: Saving Our Teenage Girls from Today's Pressures Ballantine Books 2009.
7. https://www.iirp.edu/news/in-remembrance-of-dr-donald-nathanson, https://childreno fthecode.org/interviews/nathanson.htm, https://www.amazon.de/-/en/Shame-Pride-Aff ect-Birth-Revised/dp/0393311090.
8. Dwek, Carol, Mindset – The new Psychology of Success, in deutscher Übersetzung: Selbstbild, Piper, 6. Auflage 2017.
9. https://www.vfp.de/magazine/freie-psychotherapie/alle-ausgaben/heft-5-2024/kreative-hoffnungslosigkeit-akzeptanz-und-commitmenttherapie-act.
10. https://www.act-mindful.space/blog/2018/7/4/anleitung-zur-kreativen-hoffnungslosigk eit-von-russ-harris.
11. https://www.stefaniestahl.de/buecher/sonnenkind-und-schattenkind/.
12. Wrzesniewski, A., & Dutton, J. E. (2001). Crafting a Job: Revisioning Employees as Active Crafters of Their Work. Academy of Management Review, 26(2), 179–201. https://doi.org/10.5465/AMR.2001.4378011, s. auch https://www.researchgate.net/pub lication/211396297_Crafting_a_Job_Revisioning_Employees_as_Active_Crafters_of_ Their_Work/plus: https://de.wikipedia.org/wiki/Job_Crafting.
13. https://www.nejm.org/doi/pdf/10.1056/NEJMra2204673.
14. https://www.waldkliniken-eisenberg.de/patientenhotel.
15. https://newworkglossar.de/was-ist-ein-third-place/.

© Der/die Herausgeber bzw. der/die Autor(en), exklusiv lizenziert an Springer-Verlag GmbH, DE, ein Teil von Springer Nature 2025
K. E. Daniels und J. Hollmann, *Ärztliches Handeln im Spannungsfeld – Erlernte Hilflosigkeit*, essentials, https://doi.org/10.1007/978-3-662-72184-1

16. https://www.manager-magazin.de/hbm/claudia-goldin-ueber-flexibilitaet-chancengleic
    hheit-und-greedy-work-a-317dbfef-d5d5-4501-921a-371a5f7b7bfd.
17. https://www.deutschlandfunkkultur.de/rezension-goldin-frauen-karriere-gleichberech
    tigung-100.html.
18. https://www.paulwatzlawick.de/axiome.html.
19. https://www.youtube.com/watch?v=EWkM7uht5Jw.